电子病历长期保存的
风险管理

李　哲◎著

西南交通大学出版社
·成　都·

内容简介

本书通过实施风险调查，识别医疗机构长期保存电子病历过程中可能出现的风险，并将其划分为管理层面风险和技术层面风险。针对管理层面风险，从宏观角度进行风险分析，提出相应的对策建议；针对技术层面风险，设计一套风险检测方法，通过对电子病历实施风险检测，从微观角度找出电子病历的具体风险点，并提出有针对性的对策建议。希望通过本书粗浅的研究，能够引起业界对电子病历长期保存问题的关注，并进一步对其进行研究，丰富电子病历长期保存的相关理论成果，推动我国医疗卫生信息化建设进一步发展。

图书在版编目（CIP）数据

电子病历长期保存的风险管理 / 李哲著. -- 成都：西南交通大学出版社，2024. 11. -- ISBN 978-7-5774-0218-5

I . R197.323.1

中国国家版本馆 CIP 数据核字第 2024V93T49 号

Dianzi Bingli Changqi Baocun de Fengxian Guanli

电子病历长期保存的风险管理

李 哲 著

策 划 编 辑	何明飞　张君宁
责 任 编 辑	罗爱林
助 理 编 辑	陈发明
封 面 设 计	墨创文化
出 版 发 行	西南交通大学出版社 （四川省成都市金牛区二环路北一段 111 号 西南交通大学创新大厦 21 楼）
营销部电话	028-87600564　028-87600533
邮 政 编 码	610031
网　　　址	http://www.xnjdcbs.com
印　　　刷	四川永先数码印刷有限公司
成 品 尺 寸	170 mm × 230 mm
印　　　张	10.25
字　　　数	168 千
版　　　次	2024 年 11 月第 1 版
印　　　次	2024 年 11 月第 1 次
书　　　号	ISBN 978-7-5774-0218-5
定　　　价	58.00 元

前　言 PREFACE

　　电子病历是随着医疗机构计算机管理网络化和互联网的全球化而产生的。作为信息技术和网络技术在医疗领域的必然产物，电子病历是医疗机构病历现代化管理的必然趋势，其在临床的初步应用，极大地提高了医疗机构的工作效率和医疗质量。同时，电子病历作为社会大众在医疗机构就医过程中的产物，可以满足大众对自身健康信息的需求，与大众的利益密切相关，具有公共性、广泛性、基础性、公益性等特征。但在医疗机构信息化建设中，电子病历的长期保存问题已经成为影响其进一步发展的瓶颈。电子病历系统要求病人的信息能够长期保存，随时可以获取使用。这就需要医疗机构在对电子病历进行长期保存的过程中采取相应的风险防范措施，以降低或规避电子病历可能产生的风险。

　　本书内容共分为 6 个章节，第一章阐述了本书的研究背景、研究意义、研究思路、研究框架、研究方法，以及本书的创新之处。第二章首先介绍了本书的理论基础，并对每个理论进行了论述，并分析了其在书中的运用情况；接下来对已有的相关研究成果进行文献回顾，分别从我国电子病历的相关政策、电子病历的基础研究、电子病历的风险研究、电子病历的风险检测等 4 个方面进行分析与评述。第三章采用问卷调查法，首先构建电子病历的风险识别模型；其次通过文献梳理和已有的相关量表，结合风险识别模型和相关理论，提出假设并设计问卷，然后实施调查，并对调查结果进行统计分析（包括信度分析、效度分析、相关性分析）；最后总结归纳出医疗机构长期保存电子病历过程中可能出现的风险，将其划分为管理层面的风险和技术层面的风险。第四章针对识别出的管理层面风险，从宏观角度逐一对相关风险进行风险分析并提出防范对策。第五章针对识别出的技术层面风险，首先提出风险检测思路：根据电子病历的风险识别模型设置风险检测点→根据风险的含义及风险项设置风险检测点→绘制电子病历的风险检测流程图→编写代码，对电子病历实施检测；通过对电子病历进行风险检测，可以从微观角度检测出具体的风险点，使风险的处理与防范更具有针对性；最后以河南省Z医院为例，随机抽取电子病历样本实施风险检测试验。第六章是本书的最后一部分，对全书进行了总结；对研究过程中出现的不足之处做出说明，并对未来的相关研究进行了展望。

作者

2024 年 6 月

目 录 CONTENTS

PART ONE

第一章

绪　论

第一节　研究背景与研究意义

一、研究背景

习近平总书记在党的十九大报告中提出"实施健康中国战略"。他指出，"人民健康是民族昌盛和国家富强的重要标志。要完善国民健康政策，为人民群众提供全方位全周期健康服务。深化医药卫生体制改革，全面建立中国特色基本医疗卫生制度、医疗保障制度和优质高效的医疗卫生服务体系，健全现代医院管理制度。"[①]但目前，国内还没有一个统一的公共医疗管理系统，虽然各医疗机构根据自身需要，开发了适用于本机构的医疗管理系统，但各方面的功能尚不完善。对于社会公民来说，仍然面临着医疗成本普遍偏高、高质量医疗覆盖程度较低、就医渠道较少等一系列问题。而在众多医疗问题中，医疗机构效率较低、医疗服务水平欠佳、看病难等问题则成为全社会关注的焦点。要想解决这些问题，我们就需要考虑怎样能使就诊患者在较短的时间内，通过支付最基本的医疗费用，就能获得完善的医疗服务。只有实现这样的目标，才能真正意义上解决"看病难、看病贵"等问题，真正做到"人人健康，健康人人"，实现健康中国这一战略目标。[②]

随着信息技术的不断发展，社会各个领域也都不断发生着巨大的变革。2009 年，美国 IBM 公司首次提出"智慧地球"概念，认为未来世界发展的总体特征应该是更加的数字化、网络化和智能化。[③]另外，在《智慧地球赢在中国》计划书中，IBM 为我国量身打造了六大智慧解决方案："智慧电力""智慧医疗""智慧城市""智慧交通""智慧供应链"和"智慧银行"。所谓"智慧医疗"，其目的是使就诊患者能够通过搭建的医疗信息平台与医疗机构、医护人员及医疗设备产生互动，最终实现整个就诊过程的信息化。因此，医疗机构的信息化建设可以说是实现"智慧医疗"的重中之重。

在医疗卫生信息化建设的推动下，开发并使用医院信息系统（HIS）成为各医疗机构实现信息化的必经之路。卫生部于 2011 年 5 月发布了关于推进

---

① 迟春花. "健康中国 2030"与全科医生队伍建设[J]. 领导科学论坛，2018（24）：76-96.
② 《医学信息学杂志编辑部》. 本期专论导读[J]. 医学信息学杂志，2013，34（6）：1.
③ 温有奎. 从数字信息服务到智慧服务——以"淘智"为例[J]. 数字图书馆论坛，2015（10）：2-7.

以电子病历为核心的医院信息化建设试点工作的通知，自此，电子病历成为全国各医疗机构信息化建设的重要内容。2016 年 6 月，国务院办公厅印发了《关于促进和规范健康医疗大数据应用发展的指导意见》，将健康医疗大数据应用发展纳入国家大数据战略布局，并从夯实应用基础、全面深化应用、规范和推动"互联网＋健康医疗"服务、加强保障体系建设等四个方面部署了 14 项重点任务和重大工程。电子病历作为医疗信息系统的产物，同时作为健康医疗大数据的重要组成部分，不仅能够很大程度上提升医疗机构的服务效率和服务水平，还能使患者的就诊过程更加便利化。电子病历的发展对一些相关行业也产生了积极的影响。例如，对于保险公司来说，电子病历可以使用户的投保流程更加规范，避免了隐瞒住院史等恶意投保行为；对于法院来说，电子病历可以在案件审理过程中起到电子证据的作用。

在医疗机构信息化水平不断提高的同时，电子病历的发展也面临着一系列问题。例如：怎样才能最大限度地避免使用纸质病历；怎样才能在临床中最大限度地发挥电子病历的作用，提高其利用率；怎样才能实现电子病历的长期有效保存，确保电子病历随时可用；怎样才能进一步完善电子病历的检索途径和检索方法，提高医护人员的诊疗效率。在目前的电子病历管理与技术等相关研究领域内，电子病历的长期保存问题成为制约其进一步发展的主要障碍。[①]如果医疗机构不推进病历电子化，势必会阻碍医疗机构的信息化建设进程。医疗机构的信息管理系统要求电子病历在长期保存期间，必须能够确保其随时可以获取并有效使用。要想解决这一问题，就需要识别医疗机构在长期保存电子病历过程中可能出现的风险，并进行风险防范。这些风险既包括医疗机构方面的风险，也包括电子病历本身的风险。因而需要针对不同风险的特点，选择合适的方法进行风险防范。在对电子病历实施长期保存的过程中，实时对电子病历保存系统进行监控，定期对所保存的电子病历进行风险检测，以期发现医疗机构长期保存的电子病历是否出现风险，及时处理检测出的风险，以确保电子病历能够长期被获取使用。

---

① 宇文姝丽，杨小平. 电子病历存储模式研究[J]. 医学信息学杂志，2011，32（3）：7-12.

二、研究意义

《中共中央 国务院 关于深化医药卫生体制改革的意见》中明确提出"要建立实用共享的医药卫生信息系统，大力推进医药卫生信息化建设"。在医疗机构长期保存电子病历的过程中，风险可能出现在保存主体医疗机构对电子病历实施保存的管理活动中，也有可能出现在保存对象电子病历本身的存储过程中。怎样识别出医疗机构长期保存电子病历过程中可能产生的风险并对其分类，怎样使用不同研究方法对不同风险进行风险防范，是本书的研究目的。

希望本书粗浅的研究，能够引起业界对电子病历长期保存问题的关注，并进一步对其进行研究，丰富电子病历长期保存的相关理论成果，推动我国医疗卫生信息化建设的进一步发展。除此之外，本书的研究还具有以下意义：

（一）有利于国家进一步深化医疗改革，实施健康中国战略

电子病历的长期保存工作是医疗机构推进信息化建设的主要途径。对电子病历的长期保存进行风险防范研究，可以有效地规避电子病历可能出现的风险，对于已经出现风险的电子病历也可以进行有效的处理，使之能够长期被访问获取。在此基础上使电子病历的共享与利用得到有效保障，从而进一步促进我国的医疗信息化建设，为国家进一步深化医疗改革和健康中国战略添砖加瓦。

（二）有利于降低医疗机构的运营成本，提高医疗机构的医疗质量

不断地完善和优化电子病历的管理方法，用科学的技术方法对电子病历进行风险防范，既可以促进资源的开发，提高信息质量和管理水平，也可以提高工作成效，减少不必要的人力、物力，最大限度地降低可能由电子病历风险造成的各种损失，从而降低医疗机构的运营成本。另外，电子病历的发展也反映了医疗机构医疗质量的高低。

（三）有利于提高社会大众就医过程的便利性，实现医疗透明化

电子病历作为社会大众在医疗机构就医过程中的产物，可以满足大众对

自身健康信息的需求，与大众的利益密切相关，具有公共性、广泛性、基础性、公益性等特征。确保电子病历在长期保存过程中能够随时被获取使用，可以使之成为患者的医疗档案，在就医过程中为医生提供参考，帮助医生进行诊断。①电子病历的不断完善与广泛应用，也可以促进医疗信息的共享，使病历的公开得以实现，使医疗过程更加公开透明。

（四）有利于丰富数字时代公共信息资源管理的理论与实践

电子病历是传统公共信息资源在数字时代的延伸。电子病历作为公共信息资源的一种重要类型，对其进行风险防范，也是传统公共信息资源管理与保存的理论和实践在数字时代的扩展。

第二节　研究思路与研究内容

一、研究思路

首先，识别医疗机构长期保存电子病历过程中可能出现的风险，构建电子病历风险识别模型，根据风险识别模型提出假设，设计调查问卷。其次，实施电子病历风险调查，对回收问卷进行数据分析，归纳总结出医疗机构在长期保存电子病历过程中可能出现的风险，并根据风险特点将其划分为管理层面风险和技术层面风险。最后，对管理层面的风险分别进行风险分析，从宏观角度提出适当的风险防范建议；对技术层面的风险，设计风险检测方法，从微观角度对医疗机构长期保存的电子病历进行风险检测，从而发现具体的风险点，并有针对性地提出风险防范建议。

二、研究内容

根据研究思路，构建本书的研究框架，如图 1-1 所示。

---

① 杨玉麟，赵冰. 公共信息资源与政府信息资源的概念及特征研究[J]. 图书馆建设，2007（6），36-39.

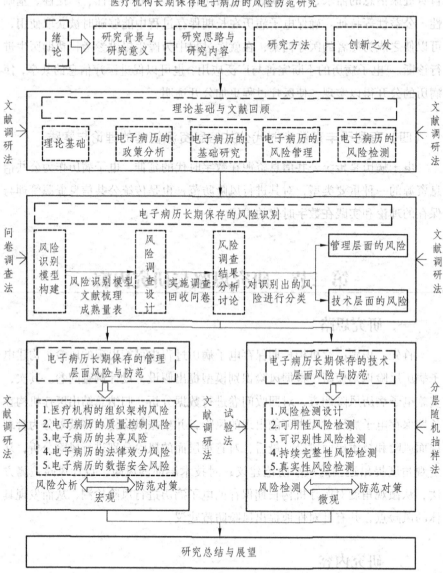

图 1-1　研究逻辑框架

本书划分为以下 6 个章节：

第一章，绪论。该章节阐述了文章的研究背景、研究意义，研究思路、研究内容，研究方法，以及文章的创新和不足。

第二章，理论基础和文献回顾。该章节分为两部分。第一部分介绍了文章的理论基础和理论工具，从风险及风险社会的含义、风险的特征、风险的防范与控制、风险社会理论的适用性等方面阐述了本书的理论基础——风险社会理论。然后分别论述了社会风险理论、信息安全风险管理理论和全面风险管理理论。第二部分进行文献回顾，分别从我国电子病历的相关政策、电子病历的基础研究、电子病历的风险研究、电子病历的风险检测等四个方面进行分析与评述。该章节是本书撰写的基石，不仅提供了理论支撑，也为后续的研究提供了参考。

第三章，电子病历长期保存的风险识别。该章节采取问卷调查法，首先，构建电子病历的风险识别模型；其次，通过文献梳理和已有的相关量表，结合风险识别模型提出假设，并设计问卷；再次，实施调查，并对调查结果进行统计分析（包括信度分析、效度分析、相关性分析）；最后，总结归纳出医疗机构长期保存电子病历过程中可能出现的风险，将其划分为管理层面的风险和技术层面的风险。

第四章，管理层面的风险与防范。该章节从宏观角度逐一对管理层面的风险进行风险分析，并提出防范对策。管理层面的风险分别是：医疗机构组织架构风险、电子病历质量控制风险、电子病历共享风险、电子病历法律效力风险、电子病历长期保存的数据安全风险。

第五章，技术层面的风险与防范。该章节首先提出风险检测思路：根据电子病历的风险识别模型设置风险检测点→根据风险的含义及风险项设置风险检测点→绘制电子病历的风险检测流程图→编写代码，对电子病历实施检测。通过对电子病历进行风险检测，可以从微观角度检测出具体的风险点，使风险的处理与防范更具有针对性；最后以河南省 Z 医院为例，随机抽取电子病历样本实施风险检测试验。

第六章，研究总结与未来展望。该章节对全书内容进行了总结，对研究过程中可能出现的不足之处进行了说明，进一步指出了未来的研究方向。

第三节　研究方法

一、文献调研法

　　文献调研法用于电子病历的风险识别部分。通过调查国内外已经成熟使用的风险识别模型，分析其优缺点，借鉴适用于电子病历风险识别的部分，结合社会风险管理理论，根据我国医疗机构中电子病历的具体情况，构建电子病历风险识别模型。

二、问卷调查法

　　问卷调查法用于电子病历的风险识别部分。根据电子病历风险识别模型提出假设，设计问卷，实施调研。通过对问卷调查结果的分析，识别出医疗机构长期保存电子病历过程中可能出现的风险，根据其特征将其划分为管理层面的风险和技术层面的风险。

三、试验法

　　用于电子病历技术层面的风险防范部分。该部分针对技术层面的风险，设计了风险检测方法，采用试验法，选取具体的医疗机构，对其长期保存的电子病历实施风险检测试验以验证风险检测方法的适用性。针对检测出的风险，提出有针对性的风险防范建议。

四、分层随机抽样法

　　用于试验研究中电子病历对象样本集的生成。在选取电子病历对象样本集时，依据医疗机构电子病历保存系统中电子病历对象的特征，将其划分为若干个层次。根据各层次单元中电子病历对象数量占电子病历保存系统中电子病历对象总数量的比例和样本抽取量，确定从各层次单元中抽取电子病历对象的数量。最后在各个层次单元中，按照简单随机抽样的原则抽取电子病历对象，作为最终的试验样本。

第四节 创新之处

在已有研究成果的基础上，本书的创新之处主要体现在以下两个方面：

（1）研究内容方面的创新。目前学界对电子病历的研究主要集中在电子病历管理、电子病历共享、电子病历存储及电子病历的政策法规等方面，很少涉及电子病历保存风险的相关研究。本书针对医疗机构长期保存的电子病历，除了从宏观方面分析电子病历管理层面的风险，还以电子病历为研究对象，从技术层面设计检测思路，构建检测模型，实施风险检测，检测出具体的风险点。

（2）研究方法方面的创新。本书通过对国外一些成熟的风险识别模型进行分析总结，根据我国电子病历发展的实际情况，构建适用于我国医疗机构的电子病历风险识别模型，并据此设置风险检测点及风险检测项，然后绘制风险检测流程图，编写代码，最终实现电子病历的风险检测。

第五节 本章小结

本章首先介绍了本书的研究背景与研究意义，分析了进行电子病历风险防范研究的必要性和重要性，不仅是进一步加快医疗卫生信息化建设的重要内容，也是实现健康中国这一战略目标的基本要求。其次介绍了本书的研究思路与研究框架，以可视化的形式展现了本书的基本研究脉络，并介绍了本书的主要研究内容。最后介绍了本书的研究方法与创新之处。

PART TWO

第二章

理论基础与文献回顾

本章将根据第一章中的研究思路和构建的研究框架，进行理论基础的研究，并对相关文献进行回顾。理论基础是本书撰写的基石，为本书的研究提供了研究视角和理论工具。文献回顾则可以通过对已有文献的梳理和分析总结，为接下来各部分的研究提供参考和借鉴。

第一节 理论基础

一、风险社会理论

（一）风险及风险社会的内涵

德国学者乌尔里希·贝克于 1986 年提出了"风险社会"理论，他认为："风险概念表明人们创造了一种文明，以便使自己的决定将会造成的不可预见的后果具备可预见性，从而控制不可控制的事情，通过有意采取的预防性行动，以及相应的制度化的措施战胜种种副作用。"[①] 他还认为："外部风险就是来自外部的、因为传统或者自然的不变性和固定性所带来的风险。所谓被制造出来的风险，指的是由我们不断发展的知识对这个世界的影响所产生的风险，是指我们在没有多少历史经验的情况下所产生的风险。"由此看来，他将风险划分为两类：一类是外部风险，一类是被制造出来的风险。英国学者吉登斯认为："风险被认为是控制将来和规范将来的一种方式。"[②]中国一些学者认为风险是个人或群体遭受损失或伤害的可能性，以及对这种可能性的判断与认知。

贝克和吉登斯又在风险的基础上，进一步研究了风险社会的含义与特征。贝克认为，风险社会是现代性社会的一种新形式，是一系列具有风险特征的社会、经济、政治和文化因素的结合体，是工业社会的否定[③]。吉登斯认为，在当今风险社会，人造风险占主导地位，不同于外部风险占主导地位的早期工业社会。因而，在吉登斯看来，所谓风险社会是伴随着技术的进步和社会

---

① 乌尔里希·贝克. 自由与资本主义[M]. 路国林，译. 杭州：浙江人民出版社，2004.
② 安东尼·吉登斯. 失控的世界[M]. 周红云，译. 南昌：江西人民出版社，2001.
③ 李怀涛，陈治国. 贝克风险社会理论评析[J]. 贵州社会科学，2010（11）：132-136.

的发展而产生的，它具有与早期工业社会不同的社会特性，它是现代社会发展的结果[①]。

（二）风险的特征

贝克认为风险最主要的特征是危害性。风险之所以具有危害性，主要是在于风险的发生具有突发性特征和超常规性特征。另外，风险发生的时间往往无法准确把握，且具有相对滞后性。国内也有关于风险特征的论述，较有代表性的观点认为风险具有四个特征：风险的内生性；影响结果方面的延展性；空间影响方面的全球性；时间影响方面的持续性。[②]鉴于风险的上述特征，仅仅依靠传统的风险治理和经济投入，很难彻底解决风险问题。这就需要根据风险不断发展变化的实际情况，运用新的科学技术，有针对性地构建有效的风险防范机制。

（三）风险的防范

在信息科学技术迅猛发展的今天，风险的表现形式也复杂多样。风险不仅仅是一种事实表现，它有了更多的表现形式，如文化表现形式、社会表现形式和价值表现形式。因此，对风险的防控措施不能一成不变，需要根据风险的不同表现形式，采取不同的风险防范机制。在这种情况下，风险的防范主体就不能再仅仅依靠政府，应该建立起一个全社会、各部门的"合作风险治理"模式。只有在这种模式下，才能使各种社会资源实现优化配置，加强各个风险防范环节的信息沟通交流。在此基础上，调动一切可能的社会资源和力量，共同应对可能发生的风险。[③]

（四）风险社会理论的适用性

贝克提出，"风险概念是一个很现代的概念，是个指明自然终结和传统终结的概念。或者换句话说：在自然和传统失去它们的无限效力并依赖于人的决定的地方，才谈得上风险"。他认为全球已步入风险社会，中国也因其

---

① 樊青青.吉登斯风险社会理论批判——基于资本增值的视角[J].兰州学刊，2012（6）：197-200.
② 杨雪冬.风险社会理论述评[J].国家行政学院学报，2005（1）：87-90.
③ 张成福，陈占锋，谢一帆.风险社会与风险治理[J].教学与研究，2009（5）：5-11.

巨大的社会变迁正步入风险社会，甚至将可能进入高风险社会。①从实际情况来看，我国目前正处于社会转型期，社会各部门都在经历着来自各方面的挑战。医疗机构的电子病历在长期保存过程中，既面临着来自外部的风险（如我国正在进行的医疗体制改革、财政支持等），也面临着被制造出来的风险（如信息技术更新换代、计算机病毒等）。因此，在对医疗机构的电子病历风险进行分析时，要全面把握这两方面的风险，从不同角度有针对性地研究防范措施。

二、社会风险理论

我国学者林义认为："社会风险管理是在发展背景下提出的实现经济社会协调发展的新思维，为应对改革、转型、开放对中国社会保障体制提出的挑战，社会风险管理具有重要意义。"②

社会风险就是社会损失的不确定性，它具有两个基本特征，即损失性和不确定性。由于我国社会现代化的特殊性，转型期的中国社会风险具有独特的个性，如风险来源多元性、风险类型多样性、风险放大可能性、风险呈现全面性和风险走势潜在性。在现阶段的中国，人口规模巨大、各种社会要素（人口、资源、信息等）急剧增加、社会自组织发育缓慢、现代化发展不均衡等问题，使当今中国社会面临着风险放大的可能。这就要求我们不能消极地对待风险，要采取一切办法对可能产生的风险进行防范，推动社会发展。

我国将医疗健康大数据应用发展纳入国家大数据战略布局，原因在于医疗健康大数据是涉及国家战略安全、群众生命安全、群众生命及隐私保护安全的重要战略性资源。而电子病历作为医疗健康大数据的重要组成部分，其安全性直接影响医疗健康大数据的发展。因此，本书选取医疗机构长期保存的电子病历作为研究对象，对其进行风险防范研究。在电子病历风险识别部分，将社会风险理论作为电子病历风险的判定依据，即在医疗机构长期保存电子病历的过程中所出现的风险必须具有损失性和不确定性，才能判定其为风险。

---

① 薛晓源，刘国良. 全球风险世界：现在与未来——德国著名社会学家、风险社会理论创始人乌尔里希·贝克教授访谈录[J]. 马克思主义与现实，2005（1）：44-55.

② 林义. 强化我国社会风险管理的政策思路[J]. 经济社会体制比较，2002（6）：16-19.

三、信息安全风险管理理论

信息安全风险管理就是对潜在的信息安全风险进行防范，对已经发生的信息安全风险进行控制的过程。信息安全风险管理的最终目的是规避信息安全风险的发生，最大限度地降低已经发生的信息安全风险所造成的损失。简单来说，信息安全指的是在信息的管理和存储过程中确保信息的安全。信息安全风险可能发生在对信息进行管理和存储的任何一个环节，因此信息安全风险的管理也应该是动态的、持续的。成功的信息安全管理活动能够保证信息的安全需求得到满足，这些安全需求包括"保密性""完整性""可用性""防抵赖性""可追溯性"和"真实性"等。[①]

在电子病历风险识别部分，通过综合分析国外已有的风险识别模型的优缺点和信息安全风险管理理论中的安全需求，再结合我国医疗机构中电子病历的具体情况，构建了适合我国医疗机构的电子病历风险识别模型。

四、全面风险管理理论

美国企业风险管理学会的全面风险管理理论认为："企业风险产生于企业的整个运营过程，不仅来自生产经营对象，还来自生产经营的活动、活动的实施者、相关政策。"[②]该理论应用于本书电子病历风险检测部分，根据该理论，结合医疗机构保存电子病历的具体工作，电子病历可以看作是"生产经营对象"，医疗机构对电子病历进行的保存活动可以看作是"生产经营者"，医疗机构、电子病历管理人员和电子病历信息管理系统等行为主体都可以看作是"活动实施者"，医疗机构所制定的电子病历保存政策则可以看作是"相关政策"。

全面风险管理理论为本书电子病历风险检测部分的风险检测点设置提供了设置角度，即风险检测点将从电子病历对象、保存活动、行为主体和保存政策四个方面进行设置。

---

① 孟洁. 国有企业中的信息安全管理和应用[J]. 科技信息，2012（2）：252.
② 晓芳，郝建君. 高新技术企业全面风险管理实施框架——基于美国 COSO 企业风险管理框架[J]. 科学管理研究，2010，28（2）：66-69.

五、综合评述

本节主要介绍了本书的理论基础。风险社会理论作为本书的理论基础，为本书的研究提供了一个风险社会的研究视角。对于医疗机构的电子病历来说，风险不仅来自医疗机构内部的管理，还来自信息技术等外在环境的发展变化所"制造出"的风险。社会风险理论提出的风险应该具备损失性和不确定性，为本书电子病历风险的判定提供了依据。信息安全风险管理理论中的安全需求，为本书构建电子病历风险识别模型提供了参考。美国企业风险管理学会的全面风险管理理论，则为本书风险检测部分的风险点设置提供了依据。

第二节　电子病历的政策分析

一、国内外政策介绍

（一）国外电子病历相关政策

电子病历的发展最早始于美国，其对电子病历的开发和利用水平也高于其他国家。美国医疗信息隐私保护立法是以公民隐私权保护的基本法为前提，前者不能孤立于后者而使用的。通过该项立法，在没有经过当事人授权的情况下，任何人不能获取查看和当事人有关的医疗信息，包括电子病历。美国国会于 1996 年 8 月颁布《健康保险携带和责任法案》（*Health Insurance Portability and Accountability Act*，HIPAA）。该法案规定病人有权利：获得、查阅及拷贝其电子健康记录；要求改正其健康信息中的错误；获得医生、医院及健康机构所履行的告知；通过保密的手段获得其健康信息；要求限制对其健康信息的使用和泄露；就医疗机构对其健康信息的泄密提起诉讼。美国卫生与公众服务部（United States Department of Health and Human Services，HHS）于 2000 年 12 月授权制定《个人可识别健康信息的隐私标准》（*Privacy Rule*），统一规范了医院、卫生保健提供者、卫生计划、卫生信息交换所的医疗记录与其他个人健康信息；限制了未经同意而使用与发布个人隐私信息；

赋予病人利用其医疗记录的新权利，并追查这些记录的使用情况；对于不符合规定的使用与发布，确定了相关刑罚与民事赔偿；规定了研究者申请使用医疗记录的条件等。①美国于 2003 年 4 月生效的《健康保险改革：安全标准最终规则》（SSFR），要求卫生信息交换中心、卫生保健提供者等医疗保险或医疗服务相关机构，在利用电子方式传输或保存健康信息时，对于个人健康信息提供安全保护的标准。②美国作为电子病历立法的先行者，为世界各国的电子病历隐私权的立法提供了参考。

（二）国内电子病历相关政策

1.《电子病历基本架构与数据标准》

《电子病历基本架构与数据标准》发布于 2009 年。针对电子病历的基本概念、系统架构、基本内容、信息来源和数据标准等方面给出了统一标准。为电子病历的应用与推广做了准备工作，确保以后的电子病历有关工作能够在统一的标准规范之下得到科学有序的发展③。

2.《电子病历基本规范（试行）》

《电子病历基本规范（试行）》发布于 2010 年。它不仅对电子病历记录的内容和质量有明确的规范，还对医疗机构应该具备的电子病历管理条件、管理流程等方面作出了相关要求。该规范第一次从全方位角度对医疗机构使用电子病历给出了明确的要求，促进了电子病历在临床中的使用，推进了我国医疗机构的信息化建设。

3.《医疗机构病历管理规定》

《医疗机构病历管理规定》发布于 2013 年。它规范了病历的建立、病历的保管、病历的借阅与复制、病历的封存与启封、病历的保存等方面的管理活动。该规定第一次将电子病历纳入传统的病历管理中，使电子病历的日常

---

① 李明. 国外电子病历的发展现状及其对我国的启示[J]. 医学信息（上旬刊），2011, 24（3）：1478-1481.
② 郑筠，杨佩璇，欧利民，等. 电子病案的发展趋势——纸质病案和电子病案双轨制管理方法的应用[J]. 中国病案，2009, 10（3）：37-38+34.
③ 李广乾. 促进我国电子病历发展的相关政策分析[J]. 中国行政管理，2011（10）：25-29.

管理更加有序。除此之外，还明确说明了电子病历与纸质病历具有同等效力，并提出了相关的管理要求。

该规定虽然承认了电子病历与纸质病历具有同等效力，但在法律效力认定方面并没有给予规范，且将电子病历的管理纳入了传统的病历管理中。在现实中，电子病历与纸质病历存在着显著的差别，很有必要出台专门针对电子病历的管理规定。

4.《电子签名法》

《电子签名法》被称为"中国首部真正意义上的信息化法律"，也是唯一一部涉及到电子病历法律效力的法律，于 2005 年实行，2015 年修正。其中第二条规定：本法所称电子签名，是指数据电文中以电子形式所含、所附用于识别签名人身份并表明签名人认可其中内容的数据。本法所称数据电文，是指以电子、光学、磁或者类似手段生成、发送、接收或者储存的信息。因此，电子病历符合《电子签名法》的要求。

《电子签名法》虽然不是专门针对电子病历的法律，但其相关规定可以确保电子病历在一定条件下是具备法律效力的。比如，电子病历在具备电子签名，并附有时间戳的情况下，具有法律效力。但在具体实施过程中，很难实现上述要求。只有极少数的医疗机构会对电子病历进行数字签名并附带时间戳。①综上所述，当电子病历面临法律效力相关问题时，仅依靠《电子签名法》是远远不够的，需要在电子病历的生成和管理阶段就尽量使电子病历符合证据的要求。

二、综合评述

综上所述，美国作为电子病历开发和使用的先驱，在电子病历立法方面走在世界前端。美国出台的电子病历相关政策法规也推动着世界其他国家相关立法工作的发展，有着重要的借鉴意义。

相比而言，我国在政策方面给予电子病历的关注度较低，从 2009 年开始才陆续出台了一些关于电子病历建设的规范性文件。虽然有些文件的内

---

① 陈特. 电子病历法律问题的思考[J]. 中国信息界-e 医疗，2015（4）：54-54.

容过于宽泛、针对性不够，但在电子病历发展初期，它们的发布在一定程度上也推动了电子病历在我国的建设。但不难发现，在最近几年，并没有出台后续的相关政策来对已有政策进行完善，这与电子病历信息技术日新月异的发展变化是不匹配的。另外，目前我国唯一涉及电子病历法律效力的文件还是 2005 年颁布的《电子签名法》，且电子病历需要在满足一定条件的情况下才具有法律效力，这使在平时的医患纠纷中，电子病历无法发挥其应有的作用。由此可见，要想在法律层面给予电子病历认可，是件任重而道远的事。

第三节 电子病历的基础研究

一、电子病历的概念

美国国立卫生研究所将电子病历定义为一个特定系统的电子化记录，该记录包含了就诊患者在医疗机构治疗的全部过程的相关信息。对就诊患者而言，可以通过该系统获取相关的医疗就诊数据；对医护人员来说，该系统还具有临床决策支持系统的功能，可以智能地提供诊疗建议供医护人员参考。[①]

美国医学研究所将电子病历定义为可以取代纸质病历的，以电子化方式管理的医疗信息资源。使用电子病历可以记录每个就诊患者终身与健康和医疗保健相关的信息，它可以作为医疗档案，在诊疗、法律和管理等相关工作中发挥重要作用。[②]

美国医疗卫生信息和管理系统协会（HIMSS）认为电子病历应该以就诊患者为中心，服务于医护人员的医疗信息资源。使用电子病历，可以优化医护人员的工作流程，同时对医疗机构其他管理工作（计费、质量管理、绩效

---

① 余元龙，苏韶生，程敏婷，等. 电子病历无纸化归档存储研究与应用[J]. 医学信息学杂志，2010, 31（11）: 27-30.
② 谢铮，邬凯华. 医生对电子病历系统的接受影响因素分析[J]. 医院管理论坛，2013（10）: 55-58.

报告、资源计划、公共卫生疾病监控和报告等）都有很好的辅助作用。①

国际标准化组织（ISO）的卫生信息标准技术委员会（C215）将电子病历定义为一个关于医疗健康的信息仓库，可用计算机处理和表示。②

中华人民共和国卫生部与国家中医药管理局曾于 2009 年制定并发布了《电子病历基本架构与数据标准》，其中将电子病历定义为医疗机构对门诊、住院患者（或保健对象）临床诊疗和指导干预的、数字化的医疗服务工作记录，且以电子化形式创建、保存和使用。③

中华人民共和国卫生部于 2010 年印发的《电子病历基本规范（试行）》中的第三条对电子病历进行了定义："电子病历是指医务人员在医疗活动过程中，使用医疗机构信息系统生成的文字、符号、图表、图形、数据、影像等数字化信息，并能实现存储、管理、传输和重现的医疗记录，是病历的一种记录形式。电子病历包括门（急）诊电子病历、住院病历及其他电子医疗记录。"

《上海市电子病历管理办法》第二十九条规定："电子病历，系指使用计算机信息技术建立、存储、传输和调用的数字化医疗记录。电子病历应包括传统病历的所有信息，并能够等同实现传统病历的全部功能。"

我国台湾地区发布的"《医疗机构电子病历制作及管理办法》"第二条也对电子病历进行了定义："医疗机构以电子文件方式制作及贮存之病历称为电子病历"。

二、电子病历的应用

（一）电子病历的国外应用情况

美国是最早开发并使用电子病历的国家。麻省总医院于 1960 年就开发了早期的门诊病历系统，该系统可以说是电子病历的雏形。到了 20 世纪 80 年代，美国政府研发出了具有电子病历功能的分散式医院通信系统。随着该

---

① 易应萍. 我国当前电子病历发展之现状[J]. 中国医疗器械信息，2008，4（2）：7-9.
② 赵瑞. 电子病历共享研究[D]. 郑州：郑州大学，2011.
③ 刘磊，刘坤. 电子病历应用问题分析与对策[J]. 中国病毒病杂志，2010（6）：535-537.

系统的投入使用，电子病历在美国的医疗机构得到普及，迅速发展。[①]美国在电子病历的研究与使用过程中，不断完善电子病历系统，使它具有更多的功能。比如，印第安纳商学院医学分校通过使用电子病历，实现了癌症死亡率的预测；美国 Health South 公司和 Oracle 公司为了提高医疗效率和医疗卫生服务质量，同时减少医疗成本，联合创建了世界上第一家全数字医院（All-digital Hospital），医护人员在患者的床边就可以通过操作 PDA（Personal Digital Assistant，掌上电脑）来输入相关信息以获取该患者的治疗数据。[②]这些操作都极大地提高了医疗水平和整个诊疗过程的工作效率。另外，在立法方面，没有使用电子病历的医疗机构将会面临相应的处罚。

日本是从 20 世纪 90 年代起开始研究并使用电子病历的，除了基本的电子病历应用外，还开发了适用于不同医疗设备的数据交换标准，这极大地促进了电子病历标准的统一化。另外，日本很早就在国内承认了电子病历的法律效力，在产生医疗纠纷的时候，电子病历可以作为证据使用。[③]

还有一些国家在电子病历研究方面走在世界前列。如荷兰大部分的医疗机构乃至家庭医生，都必须使用电子病历，而且可以在不同的医疗机构使用同一张电子病历卡；英国使用 IC 卡作为电子病历的载体，记录与患者相关的所有诊疗记录，并对患者进行跟踪观察；加拿大则计划用财政收入为所有公民建立电子健康档案。[④]

（二）我国医疗机构的电子病历使用情况

我国的电子病历发展相对滞后。相比中国大陆地区而言，香港和台湾地区起步较早，发展较快。比如，台湾不仅较早开始使用电子病历，并且在 20世纪 90 年代就已经承认了电子病历在司法诉讼中可以作为证据使用，具有法律效力；香港从 20 世纪 90 年代开始探索使用电子病历系统，在 2005 年

① 杨孝光，李运明，张虎军，等. 发达国家及地区电子病历发展现状与启示[J]. 西南军医，2013，15（3）：345-346.
② 米洋. 基于 XML 的电子病历系统的设计与实现[D]. 石家庄：河北科技大学，2010.
③ 高春芳，唐晓东，罗娟. 电子病历系统应用现状及前景展望[J]. 医疗卫生装备，2013，34（3）：76-78.
④ 张硕. 应用 XML 语言的电子病历系统的设计与实现[D]. 长春：吉林大学，2012.

对所辖区域内全部医疗机构的电子病历系统进行更新换代，且大部分医院都配备了全球最大的电子病历系统。①

我国内地虽然起步晚、发展慢，但经过 20 多年的发展，也取得了一定的成绩。我国卫生部根据国家关于国民经济信息化建设的统一部署，于 1995 年部署了"金卫工程"，即国家医疗卫生信息产业工程。部署该工程的主要目的是建立具有现代化水平的国家卫生信息系统，加快我国的医疗卫生信息化建设进程。在"金卫工程"的具体推进过程中，很多医疗机构都建立起了电子病历管理信息系统。由原卫生部监制的金卫卡也向社会推出，它具有电子病历的功能，可以永久保存患者个人的医疗保健信息，包括体检资料、急救信息、医疗病历和医学影像等，同时还可以用于医疗费用的结算。作为"金卫工程"的重要组成部分，在军队系统的各个医疗机构中，统一部署应用了"军卫一号"。"军卫一号"是迄今为止我国军队医院中规模最大的医疗信息管理软件系统，涵盖了所有的医疗功能模块，能够满足大中型医疗机构的日常使用。②

中国医院协会信息管理专业委员会（China Hospital Information Management Association，CHIMA）于 2009 年 5 月发布《中国医院信息化状况调查》。在报告中，对 2008 年我国医院使用电子病历的情况做了调查统计，只有 0.99% 的医院使用了电子病历。而美国在 2007 年的该项数据值为 32%。③在该机构 2018 年 7 月出版的报告中，我国目前已经使用电子病历的医院比例达到了 39.26%（190 家），准备建的医院比例为 2.89%（14 家），未实施的医院比例为 57.85%（280 家）。详细数据及可视化分析见表 2-1，图 2-1。

表 2-1　电子病历系统实施状况

实施状况	数量	比例[N=484]/%
已实施	190	39.26
准备建	14	2.89
无	280	57.85

① 汪春亮. 基于 XML 的电子病历系统的设计及数据交换的研究[D]. 苏州：苏州大学，2009.
② 刘保真，刘志国. 电子病历的发展现状和发展趋势[J]. 医疗卫生装备，2014，35（6）：105-108.
③ 李广乾. 促进我国电子病历发展的相关政策分析[J]. 中国行政管理，2011（10）：25-29.

2017—2018年度中国医院信息化状况调查
电子病历系统实施状况

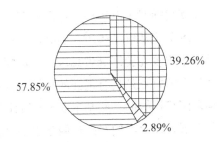

☐已实施 ☑准备建 ☰无

图 2-1　电子病历系统实施状况

（资料来源：中国医院协会信息管理委员会《2017—2018 年度中国医院信息化调查报告》）

比较近几年参与调查医院的电子病历系统实施状况，发现电子病历系统已实施的比例下降明显，准备建的比例也逐年下降，近两年的无实施计划比例则呈逐步增长态势。详细数据见表 2-2，图 2-2。

表 2-2　电子病历系统实施状况年度对比

实施状况	2017—2018 年度	2015—2016 年度	2014—2015 年度
已实施	39.26%	69.40%	71.05%
准备建	2.89%	5.22%	7.72%
无	57.85%	25.37%	21.23%

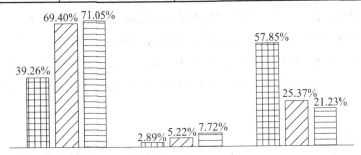

☐2017—2018年度　☑2015—2016年度　☰2014—2015年度

图 2-2　电子病历系统实施状况年度对比

（资料来源：中国医院协会信息管理委员会《2017—2018 年度中国医院信息化调查报告》）

三、电子病历的保存

经过文献调研，发现目前对于电子病历保存的研究大部分集中在电子病历的存储方面。因此，本节将从电子病历存储方面进行论述。

电子病历的存储最早出现在美国麻省总医院的医疗数据库。该数据库属于关系型数据库，其最大的特点是具有很强的结构化数据处理能力。这在很大程度上可以满足早期医疗机构的一些基本职能（如日常管理和收费等）。但随着信息技术的不断发展，以及人们对医疗服务水平要求的日益提高，一些基本的职能已经无法满足医疗机构的需求。医疗机构开始研究如何使医疗信息管理系统满足临床需求。其中最大的困难在于医疗机构所产生的医疗数据越来越多，医疗数据类型和关系也越来越复杂。这就需要转变电子病历设计理念，研发全新的电子病历系统。如英国 Whittinongton 医院的面向对象数据库 Objectstore[1]，它是由该医院与伦敦大学共同研发的，在一定程度上解决了处理复杂型数据的问题。在美国的电子病历相关数据处理研究方面，应用最为普遍的是 Post-relational 数据库 Cache。它是一个面向对象的医疗数据库，是基于 MUMPS 语言实现的。这种数据库最大的优点在于其处理医疗数据的速度比其他数据库更快。[2]

XML 作为网络信息技术进一步发展的产物，又使电子病历存储模式有了更好的改变。随着原生 XML 数据库（Native XML Database，NXD）的出现[3]，越来越多的数据库开发了新的版本，支持将 XML 文档作为一个基本的单元来进行存储。基于 XML 文档存储无疑能够在很大程度上优化电子病历的存储模式，使得电子病历的存储更加便利。因此，国际医疗组织在全球范围内建议各国在 XML 的基础上开发电子病历。为了统一标准，还同时给出了相关的技术支持框架——HL7 临床文档架构（Clinical Document Architecture，

---

[1] Jeffery L S, Jeffery A L, Matvey B P. "Smat Forms" in an Electronic Medical Record: documentation-based clinical decision support to improve disease management [J]. Journal of the American Medical Informatics Association, 2008, 15（4）: 513-523.

[2] 宇文姝丽，杨小平. 电子病历存储模式研究[J]. 医学信息学，2011, 32（3）: 7-12.

[3] SUDHANSHU S, KUNAL Y, JOHN A M, et al. Designing a High-performance Database Engine for the 'Db4XML' Native XML Database System[J]. The Journal of Systems and Software, 2004, （69）: 87-104.

CDA）①。这也成为了目前世界各国使用的电子病历存储模式。

我国医疗机构的医疗信息管理系统的发展最早起步于 20 世纪 90 年代，由于技术方面的限制，大多数医疗机构在存储电子病历时，都是基于关系型数据库。到了 2000 年后，虽然电子病历技术有了较快的发展，但大部分的医疗机构也只是实现了传统纸质病历的电子化，存储于医疗数据库中。最早的基于数据库的电子病历存储出现在军队医疗机构中使用的"军卫一号"。随后，又出现了一些其他从事医疗机构信息系统开发和电子病历开发的公司，但大部分使用的还是基于关系型数据库的存储。由于关系型数据库的局限性，无法长期实现对所有电子病历的联机存储，这在很大程度上制约了电子病历的发展与应用。

四、综合评述

综上所述，电子病历的基础研究主要从电子病历的概念、电子病历的应用和电子病历的保存三方面进行论述。

在电子病历的概念方面，由于目前电子病历在世界范围内仍处于发展阶段，伴随着信息技术的不断发展，电子病历的各种功能、形态也处于不断更新之中，因此学界目前对电子病历的概念，依然没有一个统一的观点。综合分析国内外对电子病历概念做出的解释，本书认为：电子病历是依赖于医疗信息管理系统保存和维护的，记录患者治疗全过程的数字化医疗信息记录。医疗机构应该确保电子病历能够被随时获取使用，以满足诊疗、法律和管理等方面的需求。电子病历属于医疗信息资源范畴，是公共信息资源的重要组成部分。

在电子病历的应用方面，通过对国内外关于电子病历应用方面的研究进展分析，国外发达国家，如美国、日本、英国、加拿大等国家对电子病历的研究使用起步较早，且在国家层面也给予了很大的支持。这些国家医疗机构所使用的电子病历管理信息系统往往在技术上较为先进，较大限度地发挥了

---

① HL7 Organization. HL7 Vision 3[EB/OL]. [2023-05-17]. http://www.hl7.org/v3ballot/html/welcome/environment/index.htm.
② 冯惠玲，等. 电子文件风险管理[M]. 北京：中国人民大学出版社，2008.

电子病历的各项功能，提高了医疗服务水平。相比之下，我国电子病历的起步较晚，发展相对滞后。另外，我国医疗机构对电子病历的开发和利用水平也相对较低，但国家和社会已经认识到了电子病历对国家医疗卫生信息化建设的重要性，给予了越来越多的政策方面的支持，这在一定程度上增加了各医疗机构对电子病历管理的重视程度。

在电子病历的保存方面，从国内外有关电子病历存储的相关研究中不难发现，目前制约电子病历进一步发展的主要原因是电子病历的存储问题。一个优秀的医疗信息管理系统，需要具备一个强大的电子病历保存系统，能够实现对电子病历的长期保存，并且随时能够满足医护人员和患者对电子病历信息的获取使用。要实现这一目的，不仅需要实现对电子病历的完整存储，还要求在长期保存过程中，所有存储的电子病历不会出现任何风险，或者能够及时发现风险并采取应对措施以确保电子病历的长期可用。这也是本书的研究重点。

第四节　电子病历的风险管理

一、电子病历风险管理的概念

美国学者梅尔和赫奇斯在《风险管理：概念与应用》中将风险管理局限于纯粹风险，且重点放在风险处理上，他们认为风险管理的目的是控制潜在的损失。英国学者在对风险进行定义时，则把重点放在了经济控制方面。英国伦敦特许保险协会的风险管理教材把风险管理定义为：为了减少不确定事件的影响，计划、安排、控制各种业务活动和资源。美国学者威廉斯和汉斯在《风险管理与保险》中指出：风险管理是通过对风险的识别、衡量和控制而以最小成本使风险所致损失降到最低程度的管理方法。这也是目前学界比较认可的一种说法。

冯惠玲[①]认为，"电子文件风险管理是指通过识别和评估电子文件风险，采用合理的技术、方法对电子文件风险加以防范和控制，以最小的成本使电

---

① 冯惠玲，等. 电子文件风险管理[M]. 北京：中国人民大学出版社，2008.

子文件风险所致损失降到最低程度的管理活动。"同时，她还认为，"电子文件的风险管理应该从查找电子文件风险的视角着手管理，是对一般电子文件管理的有益补充。"夏玲玲[1]、黄云等[2]认为，"对电子病历进行风险管理，就是要最大程度地规范电子病历的各种操作和管理。"对电子病历进行风险管理的首要目的是降低电子病历风险造成各种损失的可能性。在对电子病历进行管理的过程中，必须能够清楚识别其潜在的风险。

本书认为，电子病历的风险管理应该是在对电子病历进行规范性管理的基础上，对电子病历管理和存储过程中可能出现的风险进行识别与分析，针对不同特点的风险实施有针对性的风险应对措施，以降低风险发生的概率。

二、电子病历风险管理的内容

黄云等[3]从安全性与隐私性角度阐述了电子病历的医疗风险管理。认为针对我国的实际情况，在一定时间段内电子病历的安全性管理会是风险管理的重点，随着电子病历信息的网络化，隐私性将逐渐成为人们关注的焦点。夏玲玲[2]认为电子病历的风险管理应该从外部环境、电子技术、管理手段等三方面进行分析。孔庆玲[3]认为电子病历的风险主要存在于信息缺失、信息失真、信息泄密等三个方面，应从这三个方面分析风险防范的措施。劳颖琨[4]认为医疗机构关注较多的是电子病历管理中的安全问题，如数据传输安全、用户访问安全、存储安全等方面。钟敏[5]认为电子病历在信息生成、信息结构、信息存储和信息传播等方面的特征，是电子病历安全风险产生的根源，主要表现在电子病历载体和电子病历的信息安全等方面。李丽芳[6]认为电子病历的风险管理主要体现在对以下三个方面的管理：载体的技术风险、存储介质的存储风险、人为管理存在的信息风险。

---

① 夏玲玲. 刍议电子病历档案管理中的安全风险及防范措施[J]. 黑龙江史志, 2015（9）：191.
② 黄云, 周敏, 王玉卓, 等. 从电子病历的发展历程谈医疗安全管理中的风险管理[J]. 中国医院管理, 2007, 27（10）：53-55.
③ 孔庆玲. 电子病历档案管理存在的安全风险及应对策略[J]. 办公室业务, 2017（24）：188+156.
④ 劳颖琨. 电子病历档案管理中存在的安全风险及防范方法[J]. 中国卫生产业, 2017, 14（11）：49-50.
⑤ 钟敏. 电子病历档案管理中的安全风险及防范措施[J]. 现代医院, 2012, 12（9）：138-141.
⑥ 李丽芳. 医院电子病历档案风险管理解析[J]. 黑龙江档案, 2017（2）：48.

通过不同学者对电子病历管理风险内容的阐述，可以看出电子病历的安全性管理是电子病历风险管理的首要任务。实现电子病历的安全性管理不仅需要从管理角度对管理方法、管理流程、管理环境等方面进行风险分析，还需要从技术角度对电子病历的信息结构、存储载体、存储技术等方面进行风险防范。

三、电子病历的风险管理程序

冯惠玲[①]认为电子文件风险管理基本程序包括风险管理规划、风险分析、风险应对和风险监控四个步骤，其中风险分析包括风险识别和风险评估。电子文件风险管理基本流程示意图见图 2-3。

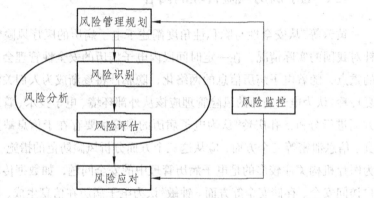

图 2-3　电子文件风险管理基本流程示意

（资料来源：冯慧玲，等《电子文件风险管理》）

由于电子病历在一定意义上也属于电子文件范畴，具有电子文件的相关特征，因此，受该研究成果的启发，结合实际情况下医疗机构对电子病历的管理特点。本书设计了医疗机构电子病历长期保存的风险防范流程：首先识别电子病历的风险；其次对电子病历的风险进行分析；最后针对不同特点的电子病历风险提出防范对策。

---

① 冯惠玲，等. 电子文件风险管理[M]. 北京：中国人民大学出版社，2008.

四、综合评述

综上所述，通过对风险和风险管理内涵的分析，以及对学界已有的电子文件、电子病历相关概念的分析，总结归纳了本书认为的电子病历风险管理概念，即在对电子病历进行规范性管理的基础上，对电子病历管理和存储过程中可能出现的风险进行识别与分析，针对不同特点的风险提出有针对性的风险防范对策，以降低风险发生的概率。在此基础上，本书认为对电子病历进行风险管理，不仅要从管理角度对管理方法、管理流程、管理环境等方面进行风险防范，还要从技术角度对电子病历的信息结构、存储载体、存储技术等方面进行风险防范。

第五节　电子病历的风险检测

通过文献调研，到目前为止，针对电子病历长期保存的风险检测尚未见报道。电子病历长期保存的风险检测实际上是对实现电子病历保存核心职责的威胁进行检测。因此，本部分主要对电子病历保存的核心职责，以及电子病历的保存威胁两方面进行研究现状分析。

一、电子病历长期保存的核心职责

通过文献调研，尚未发现有关电子病历保存的核心职责方面的研究成果。电子病历属于数字化信息资源，是公共信息资源的组成部分，因此，从数字保存核心职责研究的角度调研相关文献。

Waters 和 Garrett[1]在《保存数字信息》中较早论述了数字保存的核心职责，并将其界定为维护数字对象的完整性和长期可访问性。之后，主要研究有两类：

1. 核心职责的类型

电子病历长期保存的核心职责的类型主要有：

---

① WATERS D，GARRETT J. Preserving digital information：Report of the task force on archiving of digital information[M]. The Commission on Preservation and Access，1996.

（1）OCLC 和 RLG 工作组[①]在《基于 OAIS 的支撑数字对象保存的元数据框架》中将数字对象保存职责界定为维护数字对象的持久生存能力、可呈现能力和可理解性。

（2）CCSDS[②]开发的《OAIS 参考模型》中认为核心职责是维护数字对象保存内容的稳定性、参考性、来源性、语义环境、可理解性和可访问性。

（3）PREMIS 工作组[③]把核心职责归纳为维护数字对象的持久生存能力、可呈现能力、可理解性、真实性和可识别性。

（4）Vermaaten 等[④]的《成功数字保存的威胁识别：基于 SPOT 模型的风险评估》中对上述数字对象保存职责进行了综合分析。

2. 核心职责的实证分析

电子病历长期保存的实证分析主要有：Bradley[⑤]、Caplan[⑥]、Dappert[⑦]和 Fojtu[⑧]分别对不同类型保存系统的核心职责进行了案例分析，总结了它们各自的优缺点。

而国内学界既没有关于电子病历保存的核心职责方面的专门研究，也没有针对数字资源长期保存核心职责的实证研究。只有为数不多的涉猎文献(臧国全[⑨]、杨淑萍[⑩]等) 中，在对其他主题（ 如 OAIS ）进行论述时，附带介绍了保存系统在对数字化信息资源进行保存时的核心职责，且多为对国外有关情

---

① OCLC/RLG Working Group on Preservation Metadata. Preservation Metadata and the OAIS Information Model: A Metadata Framework to Support the Preservation of Digital Objects[EB/OL]. [2023-04-27]. https://www.oclc.org/content/dam/research/activities/pmwg/pm_framework.pdf.
② Consultative Committee on Space Data Systems. Reference model for an open archival information system （ OAIS ）[EB/OL]. [2023-06-10]. http://public.ccsds.org/sites/cwe/rids/Lists/CCSDS%206500P11/Attachments/650x0p11.pdf.
③ PREMIS.Introduction and Supporting Materials from PREMIS Data Dictionary for Preservation Metadata [EB/OL]. [2023-06-22]. http://www.loc.gov/standards/premis/v2/premis-report-2-1.pdf.
④ VERMAATEN S, LAVOIE B, CAPLAN P. Identifying threats to successful digital preservation: the SPOT model for risk assessment[J]. D-lib Magazine, 2012, 18（9/10）: 1-21.
⑤ BRADLEY K. Digital Sustainability and Digital Repositories[EB/OL]. [2023-25-08]. http://www.valaconf.org.au/vala2006/papers2006/45_Bradley_Final.pdf.
⑥ CAPLAN P. The Preservation of Digital Materials[J]. Library Technology Reports, 2008, 44(2): 156-177.
⑦ DAPPERT A. Significance is in the Eye of the Stakeholder[EB/OL]. [2023-06-29]. http://dl.acm.org/citation.cfm?id=1812838.
⑧ FOJTU A. Tools for long-term preservation of digital documents[EB/OL]. [2023-04-15]. http://nrgl.techlib.cz/images/Evskp_2012_prispevek.pdf.
⑨ 臧国全, 孔繁清. 数字保存的经济属性解析[J]. 图书情报工作, 2010（17）: 32-35.
⑩ 杨淑萍. 关于数字资源长期保存风险管理问题的探讨[J]. 图书馆学研究, 2007（7）: 83-87.

况的简单介绍。

二、电子病历长期保存的威胁

通过文献调研，尚未发现有关电子病历保存威胁方面的研究成果。电子病历属于数字化信息资源，是公共信息资源的组成部分，因此，从数字对象的保存威胁角度调研相关文献。

Conway[1]在《数字世界的保存》中较早探讨了数字对象的保存威胁。之后，主要研究有三类：

（1）专用型威胁模型。

专用型威胁模型主要有：基于数字对象文件格式的威胁模型（Lawrence[2]、Arms[3]、Stanescu[4]、Rog[5]等）；基于保存介质的威胁模型（Wright[6]）；基于特定类型数字资源（如 Web 数字资源）的保存威胁模型（McGovern[7]）。这些模型适合于相应领域的威胁识别，尽管具有一定的互补性，但无法替代综合型威胁模型。

（2）综合型威胁模型。

综合型威胁模型从结构角度，可以分为：等级型威胁模型（Barateiro[8]）；

① CONWAY P. Preservation in the digital world[EB/OL]. [2023-06-19]. http://www.clir.org/pubs/reports/conway2/.
② LAWRENCE G W. Risk Management of Digital Information: A File Format Investigation[EB/OL]. [2023-05-23]. http://www.clir.org/pubs/reports/pub00/contents.html.
③ ARMS C. Digital formats: Factors for sustainability, functionality, and quality[EB/OL]. [2023-05-23]. https://www.mendeley.com/catalogue/ee14d924-81e7-31d5-a0da-0156d83a2168/.
④ STANESCU A. Assessing the durability of formats in a digital preservation environment: The INFORM methodology [J]. OCLC Systems & Services，2005，21（1）：61-81
⑤ ROG J. Evaluating File Formats for Long-Term Preservation[EB/OL]. [2023-05-23]. http://www.kb.nl/hrd/dd/dd_links_en_publicaties/publicaties/KB_file_format_evaluation_method_27022008.pdf.
⑥ WRIGHT R. The Significance of Storage in the 'Cost of Risk' of Digital Preservation[J]. International Journal of Digital Curation，2009，4（3）：20-32.
⑦ MCGOVERN N Y，KENNEY A R，ENTLICH R，et al. Virtual Remote Control[J]. D-Lib Magazine，2004，10（4）.
⑧ BARATEIRO J. Addressing Digital Preservation：Proposals for New Perspectives[EB/OL]. [2023-05-16]. http://cs.harding.edu/indp/papers/barateiro7.pdf.

同位列表型威胁模型（Clifton[①]、Rosenthal[②]、Thomaz[③]、PARSE.Insight[④]等）；网状型威胁模型（DCC[⑤]）。

（3）通用型威胁模型。

通用型威胁模型描绘了威胁、数字对象、保存环境之间的关系（Dappert[⑥]）。《可信任数字保存审查表》（OCLC/CRL[⑦]）及其认证程序（CRL[⑧]）也间接地展示了数字对象的保存威胁。由于这类模型的应用环境和目的不同，导致它们在威胁的种类、数量及模型展现形式等方面存在差异。

数字对象保存威胁的实证研究主要有：对美国国会图书馆数字保存的威胁检查（Littman[⑨]）；对大英图书馆数字保存介质的威胁评估（McLeod[⑩]）。这类研究是对已有模型的实证分析，有助于数字保存项目选择合适的威胁评估模型。

而国内学界还没有针对电子病历和数字化信息资源的保存威胁进行过专门的研究。只有少量文献（臧国全[⑪]、孔繁清[⑫]、王军[⑬]等）在进行数字化信息资源其他方面研究时，涉及保存威胁的论述，主要还是以介绍国外成熟的威胁模型为主。

① CLIFTON G. Risk and the preservation management of digital collections[EB/OL]. [2023-05-10]. http://archive.ifla.org/VI/4/news/ipnn36.pdf.
② ROSENTHAL D S H. Requirements for Digital Preservation Systems[J]. D-Lib Magazine, 2005, 11（11）.
③ THOMAZ K P. Critical Factors for Digital Records Preservation[J]. Journal of Information，Information Technology and Organizations，2006（1）：21-39.
④ PARSE. Insight consortium. Science　Data Infrastructure Roadmap[EB/OL]. [2023-05-21]. http://www.parse-insight.eu/downloads/PARSE-Insight_D2-2_Roadmap.pdf.
⑤ DCC. Digital Repository Audit Method Based on Risk Assessment[EB/OL]. [2023-06-02]. http://www.repositoryaudit.eu/.
⑥ DAPPERT A. Report on the Conceptual Aspects of Preservation[EB/OL]. [2023-05-20]. http://www.planets-project.eu/docs/reports/Planets_PP2_D3_ReportOnPolicyAndStrategyModelsM36_Ext.pdf.
⑦ OCLC，CRL. Trustworthy repositories audit & certification（TRAC）：Criteria and checklist. [EB/OL]. [2023-05-21]. http://www.crl.edu/PDF/trac.pdf.
⑧ CRL.Audit and Certification of Digital Archives[EB/OL]. [2023-05-29]. http://www.crl.edu/content.asp?l1=13&l2=58&l3=142.
⑨ LITTMAN J. Actualized Preservation Threats[J]. D-Lib Magazine, 2007, 13（7/8）：1082-9873.
⑩ MCLEOD R. Risk Assessment：Using a Risk-Based Approach to Prioritise Handheld Digital Information [EB/OL]. [2023-05-23]. http://www.bl.uk/ipres2008/presentations_day1/20_McLeod.pdf.
⑪ 臧国全，焦克非. 论数字保存[J]. 现代情报，2007（8）：50-52.
⑫ 孔繁清. 数字保存经济问题探讨[D]. 郑州：郑州大学，2011.
⑬ 王军. 图书馆数字保存的现实思考[J]. 现代情报，2006（2）：23-37.

三、综合评述

综合上述分析，目前还没有针对电子病历风险检测的直接研究成果。相关的研究成果主要集中在数字化信息资源保存领域，且国外在这些方面的研究较为成熟。如数字对象保存的核心职责研究（核心职责类型、核心职责实证分析等），数字对象保存的威胁研究（威胁模型类型、威胁模型实证分析等）。这些研究成果虽然与电子病历的风险检测不直接相关，但有助于构建电子病历的风险检测体系。比如，通过综合分析数字对象保存的核心职责和相应的实证研究，结合电子病历的特点，可以分析出医疗机构中电子病历保存的核心职责；通过分析数字对象保存的不同威胁模型和相应的实证研究，可以借鉴不同威胁模型的优点，再结合电子病历的核心职责，在此基础上构建电子病历的风险识别模型；通过分析数字对象保存的威胁模型，还可以帮助进行风险检测点的设置，从而为电子病历长期保存的风险检测打下基础。

第六节　本章小结

本章首先论述了本书的理论基础，包括风险社会理论、社会风险理论、信息安全风险管理理论和全面风险管理理论。其中，风险社会理论是本书的主要理论基础，为本书的研究提供了一个理论视角；社会风险理论提出的风险应该具备损失性和不确定性，为本书电子病历风险的判定提供了依据；信息安全风险管理理论中的安全需求，为本书构建电子病历风险识别模型提供了参考；美国企业风险管理学会的全面风险管理理论，则为本书风险检测部分的风险点设置提供了依据。

其次进行了文献回顾，分别从我国电子病历的政策分析、电子病历的基础研究、电子病历的风险管理和电子病历的风险检测等四个方面进行回顾。通过政策分析可以看出我国在政策方面给予电子病历的关注度较低，且缺少法律方面的认可。通过电子病历的基础研究分析，本书对电子病历进行了定义，认为电子病历是依赖于医疗信息管理系统保存和维护的，记录患者治疗全过程的数字化医疗信息记录，同时能够被随时获取查询以满足诊疗、法律和管理等方面的需求。电子病历属于医疗信息资源范畴，是公共信息资源的重要组成部分。除此之外，还可以看出相对于世界发达国家，我国的电子病历在管理上和技术上都存在着很大的差距，这需要国家和社会提高对电子病历的重视程度，通过各方面的努力加快电子病历的发展，加快医疗信息化建设的推进。通过对电子病历风险管理的文献回顾，本书对电子病历的风险管理进行理论定义，即在对电子病历进行规范性管理的基础上，对电子病历管理和存储过程中可能出现的风险进行识别与分析，针对不同特点的风险提出有针对性的风险防范对策，以降低风险发生的概率。在此基础上，本书认为对电子病历进行风险管理，不仅要从管理角度对管理方法、管理流程、管理环境等方面进行风险防范，还要从技术角度对电子病历的信息结构、存储载体、存储技术等方面进行风险防范。

最后通过对电子病历风险检测方面的文献回顾，发现虽然没有直接的研究成果，但与之相关的数字对象保存领域的风险方面研究成果，可以为本书的电子病历风险检测提供重要的借鉴作用。

PART THREE

第三章

电子病历长期保
存的风险识别

与传统的纸质病历相比，电子病历属于数字化信息资源，它具有数字化信息资源的一般特征：一是脆弱性，相比纸质病历更容易受到篡改、损坏且不易察觉；二是载体依赖性，对电子病历进行保存需要依托于特定的载体；三是保存格式易过时性，系统及软硬件等更新换代速度较快，旧的电子病历容易过时。因此，在对电子病历进行管理和保存的过程中，面临着更为复杂的风险。要想识别医疗机构电子病历长期保存的风险，就需要基于数字化信息资源的特征，构建针对电子病历长期保存的风险识别模型。

第一节　风险识别模型构建

医疗机构对电子病历进行长期保存，且保证其一直安全可用并不是一件容易的事，需要对保存过程中可能出现的风险进行防范。要防范风险，首先要能够识别风险，因此，识别电子病历的保存风险应该成为医疗机构的一项日常工作。构建电子病历的风险识别模型，在此基础上设计风险调查问卷，实施风险调查，最终识别出医疗机构长期保存电子病历过程中可能出现的风险。整个风险识别过程为医疗机构的电子病历保存工作提供了一个科学的方法，有利于提出有针对性的风险防范对策，进而降低电子病历在长期保存过程中产生风险的可能性。

一、模型的基本要求

（一）概念清晰性

电子病历保存风险识别模型应具有概念清晰性。对电子病历保存风险的分类应该概念清晰，避免歧义和重复，为此，需要采用一种简单一致的方式，清晰地识别和组织电子病历保存风险。通常情况下，保存风险的识别方法有三种：一是基于保存活动失败的潜在原因进行识别，这类识别出的保存风险称为基于原因的风险，如软件缺陷、软件过时等；二是基于保存活动失败所产生的结果进行识别，这类识别出的保存风险称为基于结果的风险，如信息泄密、二进制数据流序列被破坏等；三是首先列出期望的保存结果，然后识别妨碍这些保存结果实现的因素，这种方法不常用。一般来讲，在一个保存风险识别模型中，应该仅采用一种方法识别保存风险，才能实现概念的清晰性。

妨碍概念清晰性实现的一种常见情况是将不同类型的风险纳入同一个模型中，该种模型被称为混合型风险识别模型，这会导致一个模型组织的风险之间的边界模糊甚至交叉，使规避和降低这些风险需要付出重复劳动。如，电子病历二进制字节流顺序被破坏是基于结果的一种风险，存储介质老化是基于原因的一种风险，消除这两种风险分别需要付出不同的劳动，但是均需提高存储介质的质量，在这一点上的劳动是重复的。另外，当这种混合型的风险识别模型用于风险的定量统计分析时，有可能导致一些实际的风险点被重复统计；当被用于与其他风险识别模型进行映射时，会导致映射混乱的现象。

概念清晰性在一些业已存在的风险识别模型中有很好体现。如 TRAC 的"质量保证指标与可信任数字保存系统质量审核与认证指标体系"①（以下简称 TRAC）的本质是针对数字保存各种风险构建的一个规避措施列表，该列表隐含着所对应的各种风险，所有隐含风险都是基于原因的风险，所以具有良好的概念清晰性。另外，分别由 Barateiro 等②、Rosenthal 等③、Thomaz④、Dappert⑤和 Clifton⑥构建的风险识别模型，所有列出的风险也均是基于原因的风险，所以概念清晰性也都较高。

但是，也有一些概念清晰性不理想的风险识别模型实例。如，DRAMBORA 是一种混合型风险识别模型，把基于原因的风险（如存储介质退化）与基于结果的风险（如信息真实性丢失）组织在一起。再如，分别由欧洲联盟的

① OCLC，CRL. Trustworthy repositories audit & certification（TRAC）: Criteria and checklist [EB/OL]. [2023-06-15]. http://www.crl.edu/PDF/trac.pdf.
② BARATEIRO J，ANTUNES G，BORBINHA J. Addressing Digital Preservation: Proposals for New Perspectives[EB/OL]. [2023-06-16]. http://cs.harding.edu/indp/papers/barateiro7.pdf.
③ ROSENTHAL D S H. Requirements for Digital Preservation Systems[EB/OL]. [2023-06-13].http://dx. doi.org/10.1045/november2005-rosenthal.
④ THOMAZ K P. Critical Factors for Digital Records Preservation[J]. Journal of Information Information Technology and Organizations，2006（1）: 21-39.
⑤ DAPPERT A. Report on the Conceptual Aspects of Preservation[EB/OL]. [2023-06-10].http://www. planets-project.eu/docs/reports/Planets_PP2_D3_ReportOnPolicyAndStrategyModelsM36_Ext.pdf.
⑥ CLIFTON G. Risk and the preservation management of digital collections[EB/OL]. [2023-06-12]. http://archive.ifla.org/VI/4/news/ipnn36.pdf.

PARSE.Insight 项目[①]和英国国家档案馆[②]构建的风险识别模型也都是混合型的，概念清晰性也较差。另外，康奈尔大学图书馆与 ICPSR 共建的风险识别模型所列出的所有风险虽然都是基于一定原因，但其中不乏有些风险是重复出现的。因此，该风险识别模型在概念清晰性方面较差。

（二）风险专指度的合适性与一致性

电子病历保存风险识别模型应具有风险专指度的合适性与一致性。电子病历保存风险的选择应具有合适的专指度，以便在不同保存系统中应用。如果风险过于宏观，在风险评估实践中，就无法实现微观风险点的测度。如果风险过于微观，在风险评估实践中，就可能导致风险点测度重复进行，增加工作量。如果风险的概念模糊不清，在对风险进行评估的时候，就会导致评估结果出现偏差。另外，在一个风险识别模型中，不同风险的专指度应该是一致的，避免因为专指度不同（有些风险是宏观的，有些风险是微观的）而导致风险测度不一致。如，在一个风险识别模型中列举的风险之一是经济风险，风险之二是数字资源获取时元数据的描述不充分。这两种风险的专指度差别很大，前者过于宏观，后者过于微观。在等级式列举的风险识别模型中，同一个级别中所有风险不应有上下位关系，且在复杂性和重要性方面应是相同的。

但是，实现风险专指度的一致性是困难的，因为很难对不同领域风险的复杂性和重要性进行业界公认的测度，对于电子病历来说也不例外。然而，对于风险专指度的不一致性是可以观察出来的，尤其是在对多个风险识别模型进行跨模型比较时。如果一个保存系统使用一个专指度不一致的风险识别模型构建保存策略，那么对于该保存策略实施的结果也将体现出这种专指度不一致的模型所存在的问题。比如，对于重要性很高的风险，因为在模型中没有反映出其重要程度，在相应保存策略的实施结果中也就没有足够充分地展示出规避这种风险的方法；同样，对于重要性较低、描述较详细的风险，所给出的规避方法可能过于冗余。

---

① PARSE.Insight consortium.Science Data Infrastructure Roadmap[EB/OL]. [2023-06-03].http://www. parse-insight.eu/publications.php.
② The National Archives UK.Digital Continuity: An Introduction to the Wider Context[EB/OL]. [2023-06-25]. http://www.nationalarchives.gov.uk.

专指度的合适性与一致性特征在一些业已存在的风险识别模型中有很好的体现。如，DRAMBORA、TRAC、PARSE.Insight、Clifton 和英国国家档案馆分别构建了用于不同类型保存系统的风险识别模型，这些模型所列出的各种风险都具有较高的专指度。康奈尔大学和 ICPSR 的风险识别模型针对每种风险分别从技术、组织和经济三个角度列举产生的原因（即基于原因的风险），这些风险的专指度及其一致程度都较好。

但是，也有一些专指度的合适性与一致性不理想的模型实例。这些模型中的风险不仅有针对数字对象的，同时也有针对保存系统的，并且常常对前者划分过细（如对保存技术方面的风险），对后者的专指度定义过于宏观（如产权、组织机构、经济方面），如分别由 Barateiro 等、Rosenthal 等、Thomaz 构建的风险识别模型。另外，在 Dappert 的风险识别模型中，将风险划分为若干种类型，又根据每种风险的特点列出对应的所属风险。虽然每种类型风险之间的专指度具有可比性，但每种类型的所属风险之间的专指度不具有可比性。

（三）全面性

电子病历保存风险识别模型应具有全面性。电子病历保存风险识别模型中的主要风险不应该被忽略，除非这种风险超出了模型所界定的范围。使用一个风险列举不全面的模型，保存活动可能会漏掉一些主要的风险，导致保存活动的实施失败。比如，对于一个基于原因的风险识别模型，它主要用于数字对象的风险识别，但在其模型中却没有列出存储介质方面的风险，那么保存活动可能就不会识别和处理与存储介质相关的风险。

全面性特征在一些业已存在的风险识别模型中有着很好的体现。如，DRAMBORA、TRAC、Barateiro 等、Rosenthal 等、康奈尔大学和 ICPSR、PARSE.Insight、Dappert 分别构建的风险识别模型都包含了所有类型的风险。

但是，也有一些全面性不理想的模型实例。如，Clifton 模型没有包括法律方面的风险，英国国家档案馆的模型没有包括经济和法律方面的风险。再如，Thomaz 模型包括三个子模型，其中前两个是基于原因的，但均没有包括与产权和经济相关的风险；后一个是基于结果的，但没有包括可理解性方面的风险。

（四）易用性

电子病历保存风险识别模型应具有易用性。电子病历保存风险识别模型应该简单明了、易于使用和理解。在实践中，既有简单模型的应用，也有复杂模型的应用，但问题的关键是：不管选择使用哪类模型，一定要适合其应用目的。一些应用实例需要对风险的监控更具体或者结合具体的保存环境，如用于大规模的、详尽的保存系统质量检查，这种情况需要使用复杂的风险识别模型。但是，有些应用复杂的风险识别模型，并没有产生足够详细的风险检测结果，导致在时间和资源上投入的成本远远超过收益，这些情况应该避免。

易用性特征在一些业已存在的风险识别模型中有着很好的体现。如，Barateiro 等、Rosenthal 等、Thomaz、PARSE.Insight、Clifton、英国国家档案馆及 Dappert 分别构建的风险识别模型简单明了地列举出每一个风险，并举例说明每一个风险怎样应用于风险评估。

但是，也有一些易用性不太理想的模型实例。如，DRAMBORA 构建的模型比较复杂，比较适合于保存系统的全面风险评估（包括针对保存系统的和保存对象的），但针对数字保存的某一个具体方面适用性较差（如保存的数字对象）；TRAC 构建的模型是为数字保存系统全面质量审核而设计的详细工具，但对于其他活动的适用性较差，因为 TRAC 列出的是一个规避或降低保存风险的需求清单，而不是一个风险清单，所以用于风险评估时，需要根据每一个需求来判断可能对应的风险；康奈尔大学和 ICPSR 的模型没有将风险进行清晰分类。

由上可知，业已存在的风险识别模型没有一个同时具有上述定义的所有特征：概念清晰性、风险专指度的合适性与一致性、全面性、易用性。因此，有必要构建一个同时具备上述四个基本特征的风险识别模型，用于电子病历保存的风险识别和评估。

二、电子病历风险识别模型的建立

电子病历风险识别模型的建立包括两个步骤：一是识别电子病历保存的核心职责；二是针对每种核心职责，识别影响其实现的各种风险。

（一）电子病历保存的核心职责

本书采用文献调研法识别电子病历保存的核心职责。经普查，目前尚未有针对电子病历保存核心职责的相关文献，电子病历是数字资源的一种，而针对数字资源保存核心职责的研究已有许多且相对成熟。本书通过梳理数字保存核心职责相关文献，总结归纳出电子病历保存应具有的核心职责。

最早探讨数字保存核心职责的是 Waters[1]发表的《数字信息存档工作组研究报告》，该报告将核心职责界定为确保数字对象的完整性和长期可访问性，其中完整性包括对数字对象的内容固定性、参考性、来源及其关联信息的维护。

《OAIS 参考模型》[2]将完整性分解为内容固定性、参考性、来源和关联信息，并采用将数字对象内容与保存描述信息捆绑在一起的方式来实现，另外 OAIS 强调对数字对象内容和保存描述信息进行维护，确保数字对象能够被目标用户群体所理解，这种理解无须依赖于其他信息，并使保存的数字对象能随时被用户获取。因此，基于 OAIS 所构建的数字保存系统的职责可被总结为维护数字对象的固定性、参考性、来源、关联信息、用户的可理解性及可获取性。

基于 OAIS 参考模型，OCLC 和 RLG[3]制定的《支持数字对象长期保存的元数据框架》中，将保存型元数据描述为支持数字保存过程所需的信息，数字保存过程包括维护数字对象在长期保存过程中的持续生存能力、可呈现能力、可理解性。其中，持续生存能力确保数字对象的比特流没有被改变，并且可以从其所保存的存储介质中被用户访问，因此，持续生存能力是将固定性和可访问性结合起来；可呈现性是将数字对象的原始比特流采用现有技术转换为用户能够阅读的内容。

---

[1] WATERS D，GARRETT J. Preserving digital information：Report of the task force on archiving of digital information[EB/OL]. [2017-09-22]. http://www.oclc.org/research/activities/past/rlg/digpresstudy/final-report.pdf.

[2] CCSDS. Reference Model for an Open Archival Information System （OAIS）[EB/OL]. [2023-06-10]. http://www.ccsds.org/documents/pdf.

[3] OCLC/RLG Working Group on Preservation Metadata. Preservation Metadata and the OAIS Information Model：A Metadata Framework to Support the Preservation of Digital Objects[EB/OL]. [2023-04-27]. https://www.oclc.org/content/dam/research/activities/pmwg/pm_framework.pdf. http://www.interpares.org/display_file.cfm?doc=ip1_dissemination_rep_hofman_oclc-rlg_2002.pdf.

PREMIS 工作组①在《保存型元数据框架》报告中，认为数字保存的基本职责应该是在保存数字对象的过程中，确保数字对象能够长期可用，内容完好呈现，容易被使用者理解，并且确保其内容真实可靠。其中，可生存能力和可呈现能力来自 OCLC 和 RLG 的成果，可理解能力和可识别性（即参考性）来自 OAIS，真实性结合了 Waters 的报告和 OAIS 中的来源性和关联信息。

Bradley②、Caplan③和 Dappert④的研究直接使用 PREMIS 界定的属性作为数字保存的目标。基于上述的研究成果，在 OAIS 的 2009 年修订版中特别将真实性作为数字保存的另外一个目标。

综上所述，本书认为电子病历保存的核心职责是确保长期保存过程中的电子病历具有可用性、可识别性、持续完整性、真实性。其中，持续完整性取代了持续生存能力，用于表明数字对象在长期保存过程中没有被改变，所保存的比特流是完整的，并且是用户可阅读的。当然，电子病历保存的职责可以包括其他属性，但作为核心职责，本书认为上述四种最为合理，反映了数字保存领域目前最重要的研究成果。

电子病历保存的核心职责是一个良好的电子病历保存活动应该产生的结果，风险是阻碍这些保存结果实现的各种要素。如果出现一个风险，电子病历保存系统将无法完全实现上述一个或多个核心职责。但是针对一个具体的电子病历保存环境，并不是所有的风险都会发生，即使这些风险都发生，它们所造成的危害程度也不同。

（二）电子病历保存的风险识别模型

本模型中列出的电子病历保存风险都是基于其保存结果，而不是基于其保存原因的。因为一种风险可能由多种原因导致，并且与保存环境相关。比如，电子病历保存的风险为"电子病历的元数据没有被充分抓取和有效维

① PREMIS.Introduction and Supporting Materials from PREMIS Data Dictionary for Preservation Metadata[EB/OL]. [2023-05-22]. http://www.loc.gov/standards/premis/v2/premis-report-2-1.pdf.
② BRADLEY K. Digital Sustainability and Digital Repositories[EB/OL]. [2023-05-12]. http://www.valaconf.org.au/vala2006/papers2006/45_Bradley_Final.pdf.
③ CAPLAN P. The Preservation of Digital Materials. Library Technology Reports，2008，44（2）：156-177.
④ DAPPERT A. Significance is in the Eye of the Stakeholder[EB/OL]. [2023-05-29]. http://dl.acm.org/citation.cfm?id=1812838.

护"，造成这种风险的原因可能是多方面的，既有元数据抓取和维护的行为主体方面的原因（如电子病历的生产者、电子病历提交到保存系统之前的管理者），也有电子病历抓取和维护的相关事件原因（如电子病历的获取操作过程可能会导致元数据的丢失），还有电子病历抓取和维护的相关政策原因（如电子病历提交的协议中没有要求提供元数据的条款）等。本模型中仅从影响电子病历保存的核心职责实现的因素来识别电子病历保存风险，保存系统可以从保存对象、保存事件、行为主体、保存政策等方面对风险进行细化。

1. 可用性风险

电子病历的可用性是指电子病历能够长期有效地被使用。为了确保电子病历的可用性，保存系统必须对电子病历进行长期的有效维护（包括介质刷新、病毒检测、数字迁移等）。影响电子病历能够被使用的因素除了物理方面的障碍（如保存介质），还包括电子病历的操作问题，正确的、合理的操作能够使电子病历得到正确的及时的维护。

电子病历的可用性风险有：

（1）电子病历的质量退化到保存技术无法恢复其价值和可用性的程度。

（2）用户通过电子病历保存系统无法检索到所需电子病历。

（3）电子病历的其中一部分被保存，其他部分可能被损坏，或没有收录，或保存系统无法获取。

（4）医疗机构没有周期性地对电子病历进行维护，包括介质刷新、病毒检测、数字迁移等工作。

总的来说，电子病历的可用性风险主要存在于电子病历的质量和保存系统的操作管理中。

2. 可识别性风险

电子病历的可识别性是指能够将电子病历与其他电子病历区分开来，并能完整呈现该电子病历的属性，以实现保存系统对数字对象的发现、用户对数字对象的检索使用。[①]在电子病历保存系统中，用户对电子病历的主要使

---

① VERMAATEN S，LAVOIE B，CAPLAN P. Identifying threats to successful digital preservation: the SPOT model for risk assessment[J]. D-lib Magazine，2012，18（9/10）：1-21.

用方式是浏览，因此，在电子病历能够被发现和检索的基础上，还要确保电子病历的主要特征被呈现出来，这是对电子病历进行有效浏览的最基本要求。有些情况下，电子病历的可识别性依赖于特定的保存环境，比如一件电子病历在一个保存系统内具备唯一标识符；另一些情况下，可识别性独立于任何保存环境，比如 ISBN 可以在全世界范围内唯一识别一件数字对象。支持可识别性所需的元数据的生产可能是保存系统的职责，也可能是其他行为主体的职责（如数字对象的生产者）。

电子病历的可识别性风险有：

（1）电子病历的元数据没有被充足地抓取或维护。

（2）虽然电子病历的元数据被有效抓取或维护，但用户无法使用这些元数据。

（3）保存系统没有保存合适的软硬件环境。

（4）无法准确识别呈现电子病历所需的软硬件环境，如电子病历的格式无法被识别，导致呈现该电子病历所需的环境也无法确定。

（5）无法验证一个电子病历的呈现是否保留了该电子病历的原始重要特征。

（6）对于用户来说，重要的电子病历特征没有被正确的识别，因此也就没有保存该电子病历真正的重要特征。

总的来说，电子病历的可识别性风险主要存在于电子病历被收录到保存系统之前的维护和管理，以及描述型元数据和结构型元数据的生产和维护中。

3. 持续完整性风险

电子病历的持续完整性是指构成一个电子病历的比特流持续存在且没有被破坏，并处于可使用、可被操作的状态。因此，为了确保电子病历的长期可用性，必须要确保它的比特流没有被改变或破坏，在此基础上还要确保可以通过浏览软件将这些构成电子病历的比特流正确读取出来。只有满足上述两个条件，才能说该电子病历具有持续完整性。

电子病历的持续完整性风险有：

（1）电子病历的不合理或过失的操作或存储（如不适宜的保存条件）。

（2）电子病历的存储介质不可用（如存储介质过时，因过期导致失效）。

（3）用于浏览电子病历存储介质所需的设备已无法获取（如磁带驱动器）。

（4）电子病历的存储介质或者比特流遭到破坏（如存储介质被有意破坏或被盗、感染计算机病毒等）。

（5）由于操作人员的工作失误而导致的电子病历存储介质损坏和比特流序列改变。

总的来说，电子病历的持续完整性风险主要存在于物理存储介质的管理、存储介质的刷新方针、硬件迁移政策和数据安全方针中。

4. 真实性风险

电子病历的真实性是指电子病历保存系统中所保存的电子病历，应该是原始的电子病历，或者是对原始电子病历等质量的复制。但在长期保存过程中保存活动可以对原始电子病历进行修改，如果对这些修改都进行了详细的记录，那么该电子病历仍被认为是真实的。因此，真实性包含三个方面的含义：一是数字对象来源是正确的，保存系统接收过程中内容未发生变化；二是在长期保存过程中数字对象没有发生任何形式的改变，包括内容方面的和外观形式方面的；三是在长期保存过程中进行了修改，但这种修改是被授权的，且有记录。①验证电子病历真实性所需的信息常常包含在元数据的描述中，这些信息主要用于记录电子病历的内容、电子病历的出处（包括原始电子病历的来源、生产者，以及被收录到保存系统之前对其进行管理的历史），以及在保存系统的整个保存过程中对电子病历所做的所有修改。

真实性风险有：

（1）确保电子病历具有真实性的元数据或相关记录没有被获取，或者没有和数字对象一起保存。

（2）在使用元数据对电子病历进行描述时，没有正确的描述或对正确的描述进行了恶意修改。

---

① VERMAATEN S，LAVOIE B，CAPLAN P. Identifying Threats to Successful Digital Preservation: the SPOT Model for Risk Assessment[J]. D-lib Magazine，2012，18（9/10）：1-21.

（3）在对电子病历进行保存期间，电子病历发生了改变（可能是合理地改变、恶意地修改或者错误地改变），但合理改变没有被记录下来。

总的来说，真实性风险主要存在于元数据的收集和管理、数据安全流程、保存活动的记录规则和方针之中。

三、模型与基本要求的相符性分析

（1）概念清晰性方面。概念清晰性主要体现在两个指标：电子病历保存风险来源的单一性、模型中模块之间区分的清晰性。本书所构建的电子病历保存的风险识别模型中的所有风险均基于电子病历保存活动的结果，避免了同一模型中包括不同来源的风险所导致的风险概念之间的重叠和混乱。另外，模型中包含的四个模块分别对电子病历保存的四个核心职责的风险进行了描述。从概念角度，这四个模块之间边界的清晰界定有的比较困难（如真实性模块和可用性模块之间的边界）。虽然在电子病历保存方面还没有这方面的研究，但是在数字保存领域，这四类核心职责的讨论和实践已有较长的历史，且每类核心职责的定义都比较清晰。因此，在本书中，构建电子病历保存的风险识别模型沿用了这些核心职责的含义，从实践上来看，它们之间的边界已比较清楚。

（2）风险专指度的合适性和一致性方面。电子病历保存的风险识别模型所描述的四种核心职责专指度基本一致，并且对每一种核心职责所列出的风险的专指度基本相当。核心职责之间不具有上下级关系，不同的风险所包含的产生活动或产生因素之间不具有交叉性。所有的风险都是导致电子病历遭到破坏的直接原因（也即导致电子病历保存核心职责无法实现的最终原因），而不是间接原因（也即导致最终原因的前序原因）。比如，一位缺乏培训的职员，将一罐苏打水带入存放服务器的房间，不慎将苏打水泼洒到服务器的硬件驱动器上，导致硬件驱动器停止工作，致使存储在该驱动设备上的数字对象的持续完整性遭到破坏。虽然该案例中，保存系统无法履行持续完整性核心职责的原因是一个序列活动，比如人力资源的培训缺失、数字保存物理空间管理政策的缺失等，但直接原因是"对存储介质操作的不合理和过失"，因此将其作为风险给予列出，其他的前序原因不予列出。

（3）全面性方面。首先，本书在对已有文献全面考察的基础上，对成功的数字保存应具备的主要特征进行了全面总结。这些特征不仅是学术界研究的结果，而且在数字保存实践领域也有广泛共识。其次，通过借鉴数字保存核心职责的研究，归纳总结出了适用于电子病历保存的核心职责，构建了电子病历保存的风险识别模型。模型列出的风险都是对影响保存系统履行每种核心职责的因素的全面总结，这种总结也是从理论和实践两个角度进行的。

（4）易用性方面。其他的一些风险评估模型大都是针对保存系统的全面评估而设计的，所以实施起来比较复杂（因此较难使用），需要耗费较多的时间和资源。例如，DRAMBORA 模型首先需要识别保存系统的目标（而不是识别一个成功的数字保存所具备的主要属性，也即保存系统所要履行的核心职责）；然后列出实现目标的约束和需求；接下来根据约束和需求列出实现保存系统目标所需的活动；最后针对每一种活动识别可能产生的风险并对风险进行评估，该模型提供了一个包含有 80 种常用风险的列表，以供实施者在对保存活动所产生的风险进行分析时参考。本书建立的电子病历保存的风险识别模型是基于业界广泛认可的保存系统应该履行的核心职责而构建的，每一种核心职责都对应一组影响其实现的保存风险。通过风险识别模型，可以在具体的保存环境中识别可能存在的风险；通过风险管理，则可以降低这些风险发生的可能性及其产生的影响，从而减少风险评估过程的复杂性及其所需要的资源。

最后，本书建立的模型是针对保存的电子病历内容的风险，而不是针对保存系统所有的风险。例如，保存系统的经济风险（如预算削减和资金流中断），可能会严重降低规避模型中所列出的风险（都是针对保存的电子病历内容）的能力；同样，保存机构（医院等医疗机构）的业务重点发生变化导致对电子病历长期保存义务的缺失或弱化，也会影响其规避和减少保存风险的动机。虽然针对保存系统的常规风险与针对保存的电子病历内容的风险没有直接关系，但是对后者进行分析时也应该考虑前者产生的间接影响，所以在后续的研究中，可以考虑构建一个基于结果的，针对电子病历保存系统的风险识别模型作为本书建立的风险识别模型的补充。

第二节 风险调查设计

一、调查思路

通过对多家医院进行实地走访调查，发现不同医疗机构对电子病历的重视程度存在差异，虽然一部分医疗机构开始强调电子病历的重要性，并加大了对电子病历管理的资金投入，但在大部分医疗机构中，电子病历管理还是处于被忽视的地位。相对于医疗质量、医疗技术和医疗纠纷等临床医疗服务而言，电子病历的作用确实是次要的，但是对于医院管理来说，却是不可忽视的。电子病历不仅是临床工作、科研和教学的重要工具，同时又是国家法律承认与传统病历具有同等法律效力的文书，具有提供医学法律依据的法定效力，同时还是医疗保险索赔的必要参考依据，医疗举证责任倒置，使电子病历的作用更加突出。这就要求医疗机构能够给予电子病历充分的重视，对其进行长期有效的保存，以及严格规范的管理，确保在医疗机构的日常运行中，电子病历的提供能够做到及时、全面、真实、可靠。

对电子病历进行风险调查，可以有效地明确在电子病历长期保存过程中出现了哪些问题，并帮助管理者提出有针对性的风险防范措施。本部分首先根据上节中已构建的电子病历风险识别模型提出假设；然后针对假设，通过知识梳理与模型相结合完成变量测度的开发和量表问卷的设计，实施调查；最后进行样本数据的收集并对结果进行统计分析（包括信度分析、效度分析、回归分析），针对分析结果进行总结归纳。

二、提出假设

从已构建的电子病历风险识别模型可以看出，电子病历在长期保存过程中是否具有可用性、可识别性、持续完整性、真实性，是判断其是否存在风险的主要依据。因此，根据可用性风险项目、可识别性风险项目、持续完整性风险项目、真实性风险项目可以提出以下假设：

（1）假设1：电子病历在长期保存过程中具有可用性对电子病历的安全性具有正向作用。

假设1-1：电子病历的质量与存储对电子病历的安全性具有正向作用。

假设 1-2：电子病历实施的正确操作对电子病历的安全性具有正向作用。

（2）假设 2：电子病历在长期保存过程中具有可识别性对电子病历的安全性具有正向作用。

假设 2-1：电子病历的元数据质量对电子病历的安全性具有正向作用。

假设 2-2：电子病历保存的软硬件环境对电子病历的安全性具有正向作用。

（3）假设 3：电子病历在长期保存过程中具有持续完整性对电子病历的安全性具有正向作用。

假设 3-1：电子病历的存储介质对电子病历的安全性具有正向作用。

假设 3-2：合理正确的操作对电子病历的安全性具有正向作用。

（4）假设 4：电子病历在长期保存过程中具有真实性对电子病历的安全性具有正向作用。

假设 4-1：正确的电子病历管理流程对电子病历的安全性具有正向作用。

假设 4-2：合理的电子病历保存政策对电子病历的安全性具有正向作用。

三、问卷设计流程

（一）文献的归纳与梳理

由于目前还没有专门针对医疗机构中电子病历长期保存方面的风险防范研究，而数字化信息资源长期保存中的风险方面的相关研究已较为成熟，鉴于电子病历属于数字化信息资源的范畴，因此作者大量阅读了关于数字资源长期保存的风险方面的相关文献，在对其进行分析梳理的基础上，结合电子病历的特点，构建了适用于电子病历的风险识别模型。根据电子病历风险识别模型中的四个风险项（电子病历的可用性风险、可识别性、持续完整性风险、真实性风险）的含义，以及可能导致每个风险项出现风险的原因，结合国外相关的研究成果，以及我国医疗机构电子病历的具体特点，最终确定了适合本研究的变量测度和题项。

（二）进行预调查

实施预调查环节，有助于及时根据实际情况对问卷做出调整，以确保后期调研的准确性。因此在正式进行风险调查前，对医疗机构工作人员进行预调查，请他们先完成整份问卷，然后再谈谈对问卷中每个变量的理解，并请他们指出存在的问题。在此基础上，对问卷进行进一步调整，形成用于此次电子病历风险调查的最终问卷（见附录）。

问卷共4个量表，包括电子病历的可用性风险量表（8个测度）、电子病历的可识别性风险量表（8个测度）、电子病历的持续完整性风险量表（8个测度）、电子病历的真实性风险量表（8个测度）。由于本问卷调查结果的准确性主要取决于受访者的主观评价，而本研究是关于电子病历的风险调查，涉及了很多专业性的问题，所以在量表中分别明确了电子病历的可用性、可识别性、持续完整性和真实性的含义，以帮助受访者对每个测量项进行充分的理解。为了确保问卷的填写质量和调查结果的准确性，本项调查的对象主要选取了医疗机构中的工作内容涉及到电子病历的日常使用和管理的医生、护士及管理者。

四、数据收集与数据分析

在正式大规模调查前，首先进行了小范围的预调查，对2家医院的医护人员发放了50份预调查问卷，根据预调查的结果对变量测度和测量题项进行了修改和完善，确定最终的问卷。由于此次电子病历风险调查的对象针对性较强，因此采取现场走访调查的方式进行问卷发放和收集，选取10个医疗机构，对每个医疗机构的相关人员发放50份问卷，共计500份，现场收回的问卷共计436份。对收回的问卷进行质量检查，发现有24份问卷没有全部完成，视为无效问卷。因此，实际收回的有效问卷共计412份，占问卷发放总数的82.4%。

五、变量测度选取

（一）解释变量测度选取

1. 电子病历可用性风险的测量

本书拟通过电子病历的质量与存储和电子病历的操作两方面对电子病历的可用性风险进行测量。根据电子病历风险识别模型中电子病历可用性风险的含义，以及该风险项可能的风险点，结合信息安全风险管理理论、全面风险管理理论和 Barateiro、Rosenthal、Thomaz 等多位学者的研究，对这两方面内容分别使用 4 个题项进行度量，具体测量题项见表 3-1。

表 3-1　电子病历可用性风险的测量题项

变量	维度	指标	测量题项
电子病历的可用性风险（EU）	电子病历的质量与存储（EQ）	EQ1	电子病历的质量退化到技术无法恢复的程度会造成可用性风险
		EQ2	电子病历的存储介质质量不合格会造成可用性风险
		EQ3	电子病历的数字化转换质量不合格会造成可用性风险
		EQ4	缺少完善的电子病历质量控制体系会造成可用性风险
	电子病历操作（EM）	EM1	缺少周期性的病毒检测会造成可用性风险
		EM2	缺少周期性的介质刷新会造成可用性风险
		EM3	缺少定期的数字迁移会造成可用性风险
		EM4	缺少相关操作的专业性培训会造成可用性风险

2. 电子病历可识别性风险的测量

本书拟通过电子病历保存系统中电子病历元数据的质量和软硬件环境两方面对电子病历的可识别性风险进行测量。根据电子病历风险识别模型中电子病历可识别性风险的含义，以及该风险项可能的风险点，结合信息安全风险管理理论、全面风险管理理论，参考 PREMIS 工作组发表的《保存型元数据框架》报告，以及 OCLC 和 RLG 制定的《支持数字对象长期保存的元数据框架》，对这两方面内容分别使用 4 个题项进行度量，具体测量题项见表 3-2。

表 3-2　电子病历可识别性风险的测量题项

变量	维度	指标	测量题项
电子病历具有可识别性（EI）	电子病历的元数据质量（EMQ）	EMQ1	保存系统缺少电子病历的元数据会造成可识别性风险
		EMQ2	保存系统保存的电子病历元数据被破坏会造成可识别性风险

变量	维度	指标	测量题项
电子病历具有可识别性（EI）	电子病历的元数据质量（EMQ）	EMQ3	缺少专业的元数据维护人员会造成可识别性风险
		EMQ4	用户缺乏电子病历元数据相关知识会造成可识别性风险
	保存系统软硬件环境（SH）	SH1	保存系统没有合适的软硬件会给可识别性造成风险
		SH2	缺少运行软硬件的操作系统和相应的驱动会给可识别性造成风险
		SH3	保存系统的软硬件被破坏（如病毒攻击）会给可识别性造成风险
		SH4	缺少保存系统相关的软硬件知识培训会给可识别性造成风险

3. 电子病历持续完整性风险的测量

本书拟通过电子病历的存储介质和对电子病历的操作两方面来对电子病历的持续完整性风险进行测量。根据电子病历风险识别模型中电子病历持续完整性风险的含义，以及该风险项可能的风险点，结合信息安全风险管理理论、全面风险管理理论、《OAIS 参考模型》和 Thomaz、Clifton、Dappert 等多位学者的研究，对这两方面内容分别使用 4 个题项进行度量，具体测量题项见表 3-3。

表 3-3　电子病历持续完整性风险的测量题项

变量	维度	指标	测量题项
电子病历具有持续完整性（EP）	电子病历的存储介质（ESM）	ESM1	存储介质过时或过期导致的失效会给持续完整性造成风险
		ESM2	读取电子病历存储介质所需的设备无法获取会给持续完整性造成风险
		ESM3	存储介质被破坏（如有意破坏、被盗、计算机病毒）会给持续完整性造成风险
		ESM4	缺少定期的存储介质刷新会给持续完整性造成风险

续表

变量	维度	指标	测量题项
电子病历具有持续完整性（EP）	电子病历的操作（EO）	EO1	针对电子病历的不合理或过失操作会给持续完整性造成风险
		EO2	在未授权的情况下对电子病历进行操作会给持续完整性造成风险
		EO3	缺少病毒检测、介质刷新、数字迁移等操作工作的方针政策会给持续完整性造成风险
		EO4	缺少相关操作培训会给持续完整性造成风险

4. 电子病历真实性风险的测量

本书拟通过电子病历的管理流程和保存政策两方面来对电子病历的真实性风险进行测量。根据电子病历风险识别模型中电子病历真实性风险的含义，以及该风险项可能的风险点，结合信息安全风险管理理论、全面风险管理理论和 Bradley、Caplan 和 Dappert 的研究，对这两方面内容分别使用 4 个题项进行度量，具体测量题项见表 3-4。

表 3-4　电子病历真实性风险的测量题项

变量	维度	指标	测量题项
电子病历具有真实性（EA）	电子病历的管理流程（EMP）	EMP1	在未授权的情况下对电子病历进行修改会给真实性造成风险
		EMP2	未对电子病历的修改进行记录会给真实性造成风险
		EMP3	缺少定期的病毒检测会给真实性造成风险
		EMP4	缺少专门的电子病历管理组织会给真实性造成风险
	电子病历的保存政策（ESP）	ESP1	缺少专门的电子病历记录规范会给真实性造成风险
		ESP2	缺乏健全的电子病历使用方面的制度和规程会给真实性造成风险
		ESP3	缺少明确的保存活动（包括病毒检测、介质刷新、数字迁移等）的方针政策会给真实性造成风险
		ESP4	缺少对电子病历相关保存政策的执行监督会给真实性造成风险

（二）被解释变量测量

被解释变量的具体测量题项见表 3-5。

表 3-5　电子病历的长期保存的测量题项

变量	指标	测量题项
电子病历的长期保存（ELP）	ELP1	电子病历长期保存工作对进一步深化医疗改革很重要
	ELP2	电子病历在医院的日常工作中很重要
	ELP3	医院及各科室应重视电子病历保存工作
	ELP4	医院应加大对电子病历长期保存工作的资金投入
	ELP5	提高电子病历保存工作的质量有利于实现电子病历共享

第三节　风险调查结果分析讨论

在对回收的调查问卷进行数据采集之后，使用 SPSS 21.0 软件对调查结果进行量化分析（包括信度分析、效度分析和相关性分析）。经过分析综合，总结归纳出医疗机构长期保存电子病历的风险点，并将其进行分类，为后文针对不同类型的风险进行有效防范提供基础。

一、主体量表的描述性统计分析

对主体量表（包括解释变量和被解释变量）的描述性统计分析，具体分析结果见表 3-6。

表 3-6　主体量表的描述性统计分析

变量	样本数量 N	极小值	极大值	均值	标准差	方差	偏度	峰度
EU	412	1.61	4.86	3.351 6	0.916 91	0.841	−0.152	−0.912
EQ	412	1.43	4.68	3.110 7	0.815 19	0.665	−0.217	−0.886
EO	412	1.25	5.00	3.261 2	0.734 49	0.539	−0.356	−0.912
EI	412	1.54	4.88	3.452 3	0.915 98	0.839	−0.371	−0.763
EMQ	412	1.26	4.75	3.102 8	0.773 95	0.599	−0.314	−0.715

变量	样本数量 N	极小值	极大值	均值	标准差	方差	偏度	峰度
SH	412	1.00	5.00	3.436 2	0.824 84	0.680	−0.076	−0.869
EP	412	1.61	5.00	3.501 7	0.738 71	0.546	−0.116	−0.774
ESM	412	1.51	4.55	3.376 4	0.819 08	0.671	−0.428	−1.014
EO	412	1.44	4.68	3.251 5	0.713 53	0.509	−0.574	−0.935
EA	412	1.56	4.75	3.357 2	0.771 98	0.596	−0.195	−0.806
EMP	412	1.00	5.00	3.164 3	0.930 96	0.867	−0.391	−1.102
ESP	412	1.68	4.35	3.215 4	0.890 74	0.793	−0.416	−0.953
ELP	412	1.49	4.85	3.384 1	0.791 61	0.627	−0.174	−0.784

通过分析表 3-6 中的各项数据，可以看出各个变量的均值、标准差都在合理范围内，这表明调查结果的数据较为合理。另外，表 3-6 中各个变量的偏度值和峰度值也都在合理范围内，且绝对值都小于 3，这表明各个变量都呈正态分布。通过对主体量表的描述性统计分析，可以判定电子病历风险调查的样本数据可以用于下文的信效度分析和相关性分析。

二、信效度分析

（一）各变量的信度分析

采用 SPSS 21.0 对解释变量和被解释变量等变量测度的信度进行分析，结果见表 3-7。

表 3-7 各变量的信度分析

变量	维度	题项	删除项后的标度均值	删除项后的标度方差	修正后的项与总计相关性	删除项后的克隆巴赫 Alpha	Cronbach's Alpha 系数		
EU	EQ	EQ1	10.106 4	7.664	0.756	0.816	0.833	0.851	0.886
		EQ2	10.846 9	7.584	0.771	0.822			
		EQ3	10.301 7	8.753	0.659	0.798			

变量	维度	题项	删除项后的标度均值	删除项后的标度方差	修正后的项与总计相关性	删除项后的克隆巴赫Alpha	Cronbach's Alpha系数	
EU	EQ	EQ4	10.045 1	7.986	0.699	0.802		
	EO	EO1	11.068 6	6.336	0.688	0.752	0.842	
		EO2	11.123 7	7.942	0.826	0.831		
		EO3	11.342 4	7.172	0.795	0.834		
		EO4	11.210 5	7.059	0.765	0.842		
EI	EMQ	EMQ1	9.106 4	6.703	0.619	0.787	0.837	0.844
		EMQ2	9.886 3	6.949	0.747	0.818		
		EMQ3	9.789 2	9.117	0.693	0.774		
		EMQ4	9.797 2	8.552	0.789	0.823		
	SH	SH1	10.836 5	8.966	0.806	0.815	0.823	
		SH2	10.520 2	6.728	0.738	0.757		
		SH3	10.919 4	6.879	0.714	0.799		
		SH4	10.926 2	7.954	0.798	0.811		
EP	ESM	ESM1	10.897 3	6.338	0.709	0.779	0.835	0.851
		ESM2	10.913 6	8.429	0.807	0.812		
		ESM3	10.844 2	9.045	0.819	0.827		
		ESM4	10.749 1	8.084	0.679	0.765		
	EO	EO1	9.115 8	7.478	0.694	0.736	0.849	
		EO2	9.779 5	6.767	0.808	0.814		
		EO3	10.162 1	7.281	0.772	0.797		
		EO4	9.952 3	7.944	0.821	0.833		
EA	EMP	EMP1	11.123 1	5.986	0.717	0.772	0.837	0.863
		EMP2	11.213 5	6.093	0.653	0.721		
		EMP3	11.032 6	5.958	0.796	0.822		
		EMP4	11.389 2	7.016	0.857	0.864		

变量	维度	题项	删除项后的标度均值	删除项后的标度方差	修正后的项与总计相关性	删除项后的克隆巴赫Alpha	Cronbach's Alpha系数
EA	ESP	ESP1	10.563 9	7.912	0.803	0.840	0.855
		ESP2	10.052 5	7.634	0.612	0.763	
		ESP3	10.837 8	6.471	0.679	0.795	
		ESP4	10.089 3	7.385	0.722	0.821	
	ELP	ELP1	11.333 2	8.201	0.701	0.834	0.898
		ELP2	11.571 1	8.288	0.691	0.812	
		ELP3	10.936 3	9.074	0.735	0.856	
		ELP4	10.981 4	8.857	0.782	0.861	
		ELP5	11.075 2	7.969	0.803	0.872	

由表 3-7 可知,解释变量和被解释变量的两个量表的 Cronbach's Alpha 系数分别为 0.886 和 0.898,其中解释变量中的电子病历的可用性、可识别性、持续完整性和真实性及其所包含的二级指标的 Cronbach's Alpha 系数也都在 0.8 以上。这表明上述两个量表中的各项数据内在一致性较高。通过分析发现,量表总体的 Cronbach's Alpha 系数为 0.9,这表明此次电子病历风险调查所设计的问卷的具有较高的信度。

（二）效度分析

1. 探索性因子分析

该部分的主要作用是通过数据分析,验证前文中所提出的各项假设是否具有有效性。拟采用探索性因子分析的方法,分析电子病历保存的可用性风险、可识别性风险、持续完整性风险、真实性风险和电子病历长期保存等各个量表中维度与题项是否具有从属关系。再用验证性因子分析法来判断问卷结构的效度。首先,需要通过计算问卷的 KMO 值和 Bartlett 球体检验结果来确定该问卷是否适合做探索性因子分析。具体分析见表 3-8。

表 3-8 各变量的 KMO 值和 Bartlett 球体检验结果

EU	取样足够度的 Kaiser-Meyer-Olkin 度量		0.866
	Bartlett 球体检验	近似方卡	1 225.214
		自由度	26
		显著性	0.000
EI	取样足够度的 Kaiser-Meyer-Olkin 度量		0.872
	Bartlett 球体检验	近似方卡	1 028.374
		自由度	26
		显著性	0.000
EP	取样足够度的 Kaiser-Meyer-Olkin 度量		0.806
	Bartlett 球体检验	近似方卡	1 324.375
		自由度	28
		显著性	0.000
EA	取样足够度的 Kaiser-Meyer-Olkin 度量		0.831
	Bartlett 球体检验	近似方卡	1 415.673
		自由度	28
		显著性	0.000
ELP	取样足够度的 Kaiser-Meyer-Olkin 度量		0.916
	Bartlett 球体检验	近似方卡	1 796.584
		自由度	34
		显著性	0.000

根据表 3-8，可以看出电子病历保存的可用性风险、可识别性风险、持续完整性风险、真实性风险和电子病历的长期保存等量表的 KMO 值都在 0.8 以上，且 Bartlett 球体检验的结果也都达到显著性水平。这表明各个题项之间存在共同因子，可以进行探索性因子分析。

（1）对解释变量的探索性因子分析。采用主成分分析法对解释变量进行探索性因子分析，具体分析结果见表 3-9。

表 3-9 对解释变量的探索性因子分析

维度	题项	成分							
		1	2	3	4	5	6	7	8
EQ	EQ1	0.086	0.122	0.031	0.102	0.270	0.111	0.712	0.226
	EQ2	0.112	0.065	0.034	0.198	0.313	0.076	0.765	0.061
	EQ3	0.046	0.141	0.135	0.137	0.267	0.041	0.741	0.211
	EQ4	0.066	0.206	0.012	0.212	0.055	0.048	0.806	0.101
EO	EO1	0.074	0.117	0.175	0.238	0.774	0.087	0.065	0.042
	EO2	0.162	0.204	0.074	0.011	0.762	0.159	0.108	0.255
	EO3	0.303	0.225	0.052	0.041	0.803	0.136	0.218	0.109
	EO4	0.214	0.316	0.131	0.128	0.814	0.104	0.077	0.022
EMQ	EMQ1	0.138	0.095	0.719	0.047	0.196	0.186	0.171	0.081
	EMQ2	0.147	0.025	0.801	0.098	0.231	0.301	0.121	0.191
	EMQ3	0.129	0.176	0.827	0.075	0.029	0.054	0.059	0.039
	EMQ4	0.086	0.166	0.722	0.193	0.124	0.162	0.036	0.167
SH	SH1	0.854	0.236	0.088	0.118	0.221	0.230	0.143	0.079
	SH2	0.816	0.083	0.335	0.084	0.180	0.015	0.266	0.103
	SH3	0.832	0.341	0.148	0.347	0.334	0.018	0.298	0.360
	SH4	0.736	0.146	0.160	0.289	0.304	0.235	0.058	0.322
ESM	ESM1	0.329	0.020	0.131	0.114	0.258	0.213	0.340	0.809
	ESM2	0.248	0.094	0.092	0.144	0.090	0.110	0.107	0.817
	ESM3	0.091	0.276	0.139	0.116	0.207	0.150	0.053	0.727
	ESM4	0.099	0.035	0.013	0.067	0.233	0.217	0.249	0.716
EO	EO1	0.203	0.199	0.097	0.774	0.120	0.155	0.279	0.161
	EO2	0.149	0.113	0.366	0.723	0.362	0.049	0.179	0.024
	EO3	0.261	0.187	0.101	0.819	0.063	0.122	0.288	0.096
	EO4	0.240	0.315	0.016	0.766	0.195	0.182	0.032	0.066
EMP	EMP1	0.291	0.152	0.243	0.245	0.125	0.738	0.071	0.069
	EMP2	0.309	0.275	0.046	0.073	0.045	0.752	0.014	0.263

续表

维度	题项	成分							
		1	2	3	4	5	6	7	8
EMP	EMP3	0.190	0.373	0.201	0.133	0.271	0.706	0.062	0.194
	EMP4	0.012	0.220	0.328	0.017	0.141	0.798	0.021	0.173
ESP	ESP1	0.379	0.881	0.044	0.028	0.142	0.023	0.225	0.354
	ESP2	0.399	0.829	0.197	0.216	0.056	0.251	0.178	0.174
	ESP3	0.273	0.799	0.297	0.183	0.164	0.093	0.189	0.072
	ESP4	0.225	0.768	0.140	0.188	0.027	0.082	0.085	0.165
初始特征值		6.301	3.624	2.812	2.167	1.965	1.732	1.226	1.102
旋转载荷平方和	总计	2.916	2.806	2.785	2.718	2.667	2.642	1.546	1.403
	方差百分比	12.025	11.401	11.226	11.202	11.121	10.416	10.226	10.201
	累积/%	12.125	23.526	34.752	45.954	57.075	67.491	77.717	87.918

由表 3-9 可知，对解释变量进行因子分析，其结果显示对解释变量的四个维度量表提取出了 8 个公因子（在本分析中这些公因子被称为"成分"，用来解释原始变量之间的相关性）。这 8 个公因子（即成分 1 到成分 8）的特征值分别为 6.301、3.624、2.812、2.167、1.965、1.732、1.226 和 1.102。根据表 3-9 中的数据可以看出，8 个公因子对总方差的累积解释量为 87.918%，且每个题项在其所属维度的因子负荷都超过了 0.5，没有出现跨因子负荷现象。通过上述分析，可以得出以下两个结论：一是针对每个维度的题项设计都比较合理；二是提取的各个公因子都分别有 4 个题项，这与此次设计的问卷相一致。

（2）对被解释变量的探索性因子分析。采用上述方法对被解释变量进行探索性因子分析，具体结果见表 3-10。

表 3-10　对被解释变量的探索性因子分析

维度	题项	成分 1
ELP	ELP1	0.816
	ELP2	0.796

续表

维度	题项	成分 1
ELP	ELP3	0.824
	ELP4	0.726
	ELP5	0.716
初始特征值	总计	5.896
	方差百分比	61.324
	累积/%	61.324

根据表 3-10 的分析结果，可以得出以下两个结论：一是被解释变量维度中的各个题项设置得较为合理；二是提取的公因子对应着 5 个题项，与此次设计的问卷一致。

2. 验证性因子分析

在探索性因子分析的基础上，进行验证性因子分析，可以通过分析结果来判定此次设计的问卷结构是否具有较好的效度。经过对整体量表的验证性分析，其结构拟合指标分析结果见表 3-11。

表 3-11　验证性因子分析的拟合指标值

统计检验量	适配的标准或临界值	电子病历可用性量表	电子病历可识别性量表	电子病历持续完整性量表	电子病历真实性量表	电子病历的长期保存量表	整体量表
x^2	—	28.436	26.897	19.996	20.224	63.245	886.674
df	—	18	16	15	15	24	514
x^2/df	$1 < x^2/df < 3$	1.579	1.681	1.333	1.348	2.635	1.725
RMR	< 0.05	0.046	0.042	0.038	0.047	0.036	0.041
SRMR	< 0.05	0.032	0.036	0.043	0.048	0.037	0.039
GFI	> 0.90	0.945	0.941	0.977	0.902	0.966	0.921
AGFI	> 0.90	0.908	0.920	0.922	0.957	0.979	0.917
NFI	> 0.90	0.955	0.916	0.953	0.934	0.948	0.936
IFI	> 0.90	0.901	0.939	0.912	0.973	0.967	0.924

续表

统计检验量	适配的标准或临界值	电子病历可用性量表	电子病历可识别性量表	电子病历持续完整性量表	电子病历真实性量表	电子病历的长期保存量表	整体量表
TLI	> 0.90	0.960	0.926	0.911	0.952	0.904	0.927
CFI	> 0.90	0.982	0.919	0.931	0.909	0.946	0.932
RMSEA	< 0.08	0.051	0.058	0.067	0.062	0.056	0.066

从表 3-11 可以看出，各个指标的值及整体量表的拟合指标值均在合理范围内，这表明此次设计的问卷结构具有较好的效度。具体分析结果见表 3-12 和表 3-13。

表 3-12　验证性因子分析的收敛效度结果

潜在变量	观测变量	路径	非标准化估计值	标准误差	临界比	P 值	标准化估计值	组合信度（CR）	平均方差提取量（AVE）
EU	EQ	→	1.000	—	—	—	0.845	0.811	0.676
	EO	→	0.762	0.124	5.986	***	0.874		
EI	EMQ	→	1.000	—	—	—	0.688	0.773	0.642
	SH	→	1.356	0.257	5.655	***	0.730		
EP	ESM	→	1.000	—	—	—	0.813	0.726	0.633
	EO	→	0.956	0.223	4.985	***	0.713		
EA	EMP	→	1.000	—	—	—	0.833	0.741	0.614
	ESP	→	0.998	0.215	4.337	***	0.871		
EQ	EQ1	→	1.000	—	—	—	0.842	0.851	0.647
	EQ2	→	0.867	0.062	11.875	***	0.806		
	EQ3	→	0.886	0.075	11.166	***	0.684		
	EQ4	→	0.916	0.086	11.426	***	0.738		
EO	EO1	→	1.000	—	—	—	0.792	0.833	0.606
	EO2	→	0.945	0.087	12.243	***	0.821		
	EO3	→	0.814	0.057	11.325	***	0.798		
	EO4	→	0.752	0.080	12.689	***	0.670		

潜在变量	观测变量	路径	非标准化估计值	标准误差	临界比	P值	标准化估计值	组合信度（CR）	平均方差提取量（AVE）
EMQ	EMQ1	→	1.000	—	—	—	0.768	0.891	0.694
	EMQ2	→	0.833	0.072	12.659	***	0.777		
	EMQ3	→	0.698	0.085	13.153	***	0.893		
	EMQ4	→	0.755	0.092	12.252	***	0.867		
SH	SH1	→	1.000	—	—	—	0.761	0.842	5.998
	SH2	→	0.967	0.084	11.383	***	0.711		
	SH3	→	0.868	0.063	11.298	***	0.830		
	SH4	→	0.799	0.065	11.218	***	0.744		
ESM	ESM1	→	1.000	—	—	—	0.653	0.801	0.588
	ESM2	→	0.996	0.068	13.712	***	0.762		
	ESM3	→	0.917	0.059	12.560	***	0.786		
	ESM4	→	0.820	0.056	12.543	***	0.737		
EO	EO1	→	1.000	—	—	—	0.81	0.826	0.617
	EO2	→	0.698	0.074	11.790	***	0.696		
	EO3	→	0.997	0.077	11.556	***	0.748		
	EO4	→	1.091	0.093	11.854	***	0.817		
EMP	EMP1	→	1.000	—	—	—	0.785	0.872	0.669
	EMP2	→	1.106	0.089	13.268	***	0.757		
	EMP3	→	1.005	0.067	13.203	***	0.803		
	EMP4	→	0.991	0.082	12.574	***	0.860		
ESP	ESP1	→	1.000	—	—	—	0.849	0.868	0.633
	ESP2	→	0.859	0.061	11.972	***	0.747		
	ESP3	→	0.861	0.070	11.362	***	0.755		
	ESP4	→	1.022	0.078	11.160	***	0.731		
ELP	ELP1	→	1.000	—	—	—	0.704	0.871	0.611
	ELP2	→	0.944	0.076	14.192	***	0.866		

续表

潜在变量	观测变量	路径	非标准化估计值	标准误差	临界比	P 值	标准化估计值	组合信度（CR）	平均方差提取量（AVE）
ELP	ELP3	→	0.911	0.079	14.975	***	0.825	0.871	0.611
	ELP4	→	0.810	0.081	13.228	***	0.838		
	ELP5	→	0.877	0.083	14.016	***	0.764		

根据表 3-12 中的各项数据可以看出，每个维度的 CR 和 AVE 都分别大于 0.7 和 0.5。另外，各维度中所有题项的 Standardized Estimate 系数都大于 0.6，这些标准化估计都在显著性水平 $P < 0.001$ 的条件下具有很强的显著性。通过上述分析，可以判断此次设计的调查问卷中每个变量和它所对应的各个题项之间具有很好的收敛效度。

表 3-13　验证性因子分析的区别效度结果

	EU	EI	EP	EA	ELP
EU	0.816	—	—	—	—
EI	0.465	0.808	—	—	—
EP	0.344	0.255	0.788	—	—
EA	0.256	0.178	0.379	0.665	—
ELP	0.338	0.322	0.211	0.218	0.698

根据表 3-13 中的各项数据，可以看出 5 个变量的相关系数均小于 0.6，且每个变量的 AVE 平方根均高于其他变量的相关系数。通过分析可以判断此次设计的调查问卷具有很好的区别效度。

综上所述，本研究所构建的调查问卷具有较好的信度和效度，可以在此调查问卷的基础上进行下一步分析。

三、相关性分析

使用 SPSS 21.0 软件对解释变量和被解释变量之间的相关性进行分析，具体结果见表 3-14。

表 3-14　各变量的相关系数分析

Variable	EQ	EO	EMQ	SH	ESM	EO	EMP	ESP	ELP
EQ	1	—	—	—	—	—	—	—	—
EO	0.436**	1	—	—	—	—	—	—	—
EMQ	0.287**	0.231**	1	—	—	—	—	—	—
SH	0.196**	0.227**	0.479**	1	—	—	—	—	—
ESM	0.179**	0.198**	0.276**	0.492**	1	—	—	—	—
EO	0.186**	0.223**	0.432**	0.211**	0.191**	1	—	—	—
EMP	0.155**	0.218**	0.168**	0.132**	0.173**	0.261**	1	—	—
ESP	0.212**	0.209**	0.176**	0.155**	0.252**	0.188**	0.195**	1	—
ELP	0.488**	0.416**	0.445**	0.473**	0.438**	0.468**	0.417**	0.486**	1

注：**表示显著性水平 $P < 0.01$，*表示显著性水平 $P < 0.05$。

从表 3-14 的分析结果可以看出，电子病历保存的可用性、可识别性、持续完整性、真实性和电子病历的长期保存之间存在着显著的正相关关系。其中，电子病历保存的可用性中的电子病历质量和电子病历操作与电子病历长期保存的相关系数为 0.488 和 0.416，且在 $P < 0.01$ 上显著，说明电子病历保存的可用性（电子病历质量和电子病历操作）与电子病历的长期保存之间存在正相关关系，本研究的假设 1、假设 1-1、假设 1-2 初步成立。电子病历保存的可识别性中的电子病历的元数据质量和保存系统的软硬件环境与电子病历长期保存的相关系数为 0.445 和 0.473，且在 $P < 0.01$ 上显著，说明电子病历保存的可识别性（电子病历的元数据质量和保存系统的软硬件环境）与电子病历的长期保存之间存在正相关关系，本研究的假设 2、假设 2-1、假设 2-2 初步成立。电子病历保存的持续完整性中的电子病历的存储介质和电子病历的操作与电子病历长期保存的相关系数为 0.438 和 0.468，且在 $P < 0.01$ 上显著，说明电子病历保存的持续完整性（电子病历的存储介质和电子病历的操作）与电子病历的长期保存之间存在正相关关系，本研究的假设 3、假设 3-1、假设 3-2 初步成立。电子病历保存的真实性中的电子病历管理流程和

电子病历的保存政策与电子病历长期保存的相关系数为 0.417 和 0.486，且在 $P<0.01$ 上显著，说明电子病历保存的真实性（电子病历管理流程和电子病历的保存政策）与电子病历的长期保存之间存在正相关关系，本研究的假设 4、假设 4-1、假设 4-2 初步成立。

四、分析结果讨论

（一）电子病历的可用性对电子病历长期保存的影响因素分析

根据上文分析，假设 1、假设 1-1 和假设 1-2 初步成立，说明电子病历的可用性及其两个维度对电子病历的长期保存都具有正向驱动作用。电子病历的质量，特别是电子病历存储介质的质量越高，电子病历的存储环境也就越安全，电子病历长期保存工作的风险就越低。对长期保存的电子病历执行正确、合理、及时的操作活动，可以确保电子病历不被破坏。如数字迁移操作可以将存储介质格式过时的电子病历迁移到新的存储介质上，确保其可用性；周期性的病毒检测可以避免由于病毒攻击而导致的电子病历被破坏。在此基础上，可以使电子病历在长期保存过程中具有可用性，在一定程度上可以规避风险。

对相应的测量题项进行梳理归纳，造成电子病历可用性风险的因素包括：与电子病历质量相关的质量退化到技术无法恢复的程度、存储介质质量不合格、数字化转化质量不合格、缺少质量控制体系等风险因素；与电子病历操作相关的缺少周期性的病毒检测、缺少周期性的介质刷新、缺少定期的数字迁移、缺少相关的专业性培训等风险因素。可能的原因有：（1）医疗机构在电子病历质量控制工作出现错误；（2）医疗机构的组织架构可能出现问题，不能对质量控制工作很好地实施监督；（3）工作人员缺乏数据安全意识，致使病毒检测、介质刷新等工作未能按要求进行。

（二）电子病历的可识别性对电子病历长期保存的影响因素分析

根据上文分析，假设 2、假设 2-1 和假设 2-2 初步成立，说明电子病历的可识别性及其两个维度对电子病历的长期保存都具有正向驱动作用。正确的、完整的电子病历元数据可以确保电子病历能够被发现和检索到。一个电子病历若缺少唯一标识符则该病历就无法被检索到。另外，电子病历保存系统还需配备合适的软硬件环境，才能将检索到的电子病历呈现出来，从而被用户使用。如针对患者的影像病历，需要使用图像处理系统（PACS）才能够查阅。在此基础上，可以使电子病历在长期保存过程中具有可识别性，在一定程度上可以规避风险。

对相应的测量题项进行梳理归纳，造成电子病历可识别性风险的因素包括：与电子病历元数据质量相关的电子病历元数据缺失、电子病历元数据被破坏、缺少专业的元数据维护人员、用户缺乏元数据相关知识等风险因素；与电子病历保存系统软硬件环境相关的缺少合适的软硬件、缺少运行软硬件的操作系统和驱动、保存系统软硬件被破坏、缺少相关的软硬件知识培训等风险因素。可能的原因有：（1）电子病历的质量控制工作出现错误，致使电子病历保存系统中的电子病历元数据和相关的软硬件出现问题；（2）医疗机构的组织架构可能出现问题，未能对质量控制进行监督。另外，在一些专业领域，如元数据质量的控制与维护、保存系统的使用与维护，缺少专业的工作人员。

（三）电子病历的持续完整性对电子病历长期保存的影响因素分析

根据上文分析，假设3、假设3-1和假设3-2初步成立，说明电子病历的持续完整性及其两个维度对电子病历的长期保存都具有正向驱动作用。完好的电子病历存储介质是保证电子病历内容安全的前提，合理的、正确的操作和存储工作可以确保存储介质的安全。在此基础上，可以使电子病历在长期保存过程中具有持续完整性，在一定程度上可以规避风险。

对相应的测量题项进行梳理归纳，造成电子病历持续完整性风险的因素包括：与电子病历存储介质相关的存储介质失效、缺少读取存储介质的设备、存储介质被破坏、缺少定期的存储介质刷新等风险因素；与电子病历操作相关的针对电子病历的不合理或过失操作、未授权的操作、缺少操作工作的方针政策及相关培训等风险因素。可能的原因有：（1）电子病历的质量控制工作出现错误，致使电子病历的存储介质出现过时、过期或被破坏等风险；

（2）法律监管不完善，致使一些方针政策的制订无法可依，对于一些恶意的破坏行为，也没有法律层面的处理依据。

（四）电子病历的真实性对电子病历长期保存的影响因素分析

根据上文分析，假设4、假设4-1和假设4-2初步成立，说明电子病历的真实性及其两个维度对电子病历的长期保存都具有正向驱动作用。电子病历的真实性要求电子病历没有被改变，或者虽有改变，但改变被如实地记录。这很大程度上取决于电子病历的管理流程和保存政策。正确的电子病历管理流程可以保证针对电子病历的所有操作都有正确的依据，可以规避错误的操作，也可以保证对电子病历的改变能够及时地被记录，而合理完善的保存政策又是所有管理活动有据可依的基础。在此基础上，可以使电子病历在长期保存过程中具有真实性，在一定程度上可以规避风险。

对相应的测量题项进行梳理归纳，造成电子病历真实性风险的因素包括：与电子病历元数据质量相关的对电子病历进行未授权的修改、对电子病历的修改未作记录、缺少定期的病毒检测、缺少专门的电子病历管理组织等风险因素；与电子病历保存系统软硬件环境相关的缺少电子病历记录规范、缺少健全的电子病历使用方面的制度和规程、缺少明确的保存活动（病毒检测、介质刷新、数字迁移等）政策、缺少对保存活动政策的执行监督等风险因素。可能的原因有：（1）电子病历的质量控制工作出现错误，未能建立健全各项与电子病历的相关规章制度；（2）缺少电子病历相关的法律法规，致使各项规章制度的建立与相应的监督工作都无法可依；（3）由于目前我国电子病历还不能共享，医疗机构都有自己独立的电子病历管理系统，对电子病历的日常管理与维护也有着自己的方式方法，致使没有行业性的、统一的相关标准。

第四节　风险调查的归纳总结

根据前文的研究，在医疗机构对电子病历执行长期保存工作的过程中，确保电子病历具有可用性、可识别性、持续完整性和真实性，可以在一定程度上规避风险。相反，如果它们中的任意一个出现风险，则电子病历也出现风险。归纳总结，这些风险可分为下述两类。

一、管理层面的风险

通过对这四个风险项的风险因素进行梳理，可以将风险点归纳为以下几点：（1）医疗机构组织架构方面的风险；（2）电子病历质量控制方面的风险；（3）电子病历共享方面的风险；（4）电子病历相关的法律监管风险；（5）医疗机构数据安全方面的风险。这些风险普遍与医疗机构的规模、现代化程度、重视程度、管理模式、资金支持等方面有关，本书将其定义为管理层面的风险。针对管理层面风险的防范，通过对管理层面风险的现状分析，在宏观上提出相应的合理化建议。

二、技术层面的风险

通过电子病历风险识别模型中所列出的四个风险项，可以看出大部分的风险都是针对电子病历本身的，如电子病历的元数据、软硬件环境、存储介质等，本书将其定义为电子病历的技术层面风险。针对技术层面风险的防范，首先要能够识别风险，因此需要设计针对电子病历的风险检测模型来对医疗机构所保存的电子病历进行检测，根据检测出的具体风险点，有针对性地提出合理化建议。

第五节　本章小结

对医疗机构长期保存的电子病历进行风险防范，首先要能够识别出风险。本章首先采用文献调研分析法，梳理分析国外已经相对成熟的数字保存风险识别模型的优缺点，再根据电子病历的具体特点，构建适用于电子病历的风险识别模型。其次根据电子病历风险识别模型中每个风险项及其所包含的各个风险点的含义，结合相关理论，提出假设。然后再结合电子病历风险识别方面较为成熟的量表，选取合适的测量题项。经过分析完善，形成最终的风险调查问卷。接下来，经过实施风险调查，对回收的调查结果数据进行梳理，然后对调查结果进行分析（包括描述性分析、信度分析、效度分析和相关性分析）。最后，在对分析结果进行讨论后，识别出医疗机构在长期保存电子病历过程中可能存在的风险，并根据其特点将其划分为管理层面的风险和技术层面的风险。

PART FOUR

第四章

电子病历长期保存的管理层面风险与防范

在第三章中，构建了电子病历的风险识别模型，设计了风险调查问卷，并实施了电子病历的风险调查，在对调查结果进行分析归纳后，得到了医疗机构电子病历在长期保存过程中可能出现的风险。根据风险的类型和特点，将电子病历的风险划分为管理层面的风险和技术层面的风险。本章将针对电子病历管理层面的风险，从宏观角度逐一对其进行风险分析，并提出相应的防范对策。

第一节　医疗机构的组织架构风险

一、组织架构风险分析

通过风险调查，可以发现在医疗机构长期保存电子病历的过程中，会出现电子病历的存储质量不合格，数字化转化质量不合格，病毒检测、介质刷新等工作无人监管，缺少质量控制体系等问题。这些充分说明了医疗机构在组织架构方面存在风险。

就目前的现状来看，医疗机构对信息化建设，特别是电子病历的重视程度不够。医疗机构的行政管理层没有认识到电子病历在医院信息化建设过程中的重要性，对电子病历方面的投入明显不足。一方面，没有足够的政策支持，使电子病历的管理工作得不到应有的保障；另一方面，对电子病历相关工作的资金支持相对较少，使得很多设备和技术更新换代速度较慢；此外，法律问题一直是制约我国电子病历发展的主要问题，医疗机构又没有合适的应对方法，导致电子病历的建设工作很难顺利开展。

（一）管理层重视程度不足

我国电子病历的应用与发展起步较晚，发展速度较慢。虽然卫生部提出了"以电子病历为核心的医院信息化建设要求"，但在实际的走访调查中发现，除了少数三甲医院，很少有把医疗卫生信息化建设放在重要位置的医疗机构，电子病历的建设与发展也就更加不被重视了。

在一些中小型医疗机构的电子病历管理工作中，使用的还是老旧的电子病历管理信息系统，设备陈旧，直接影响电子病历的存储质量，为电子病历的长期保存埋下隐患。还有一些医疗机构，电子病历的管理工作岗位往往用来解决引进人才配偶的工作问题，或者由其他科室中因年龄、健康等问题无法胜任工作的人来顶替。不管是资金投入不足，还是用人方面的随意性，归根到底都是医疗机构管理层对电子病历不够重视造成的。

（二）组织架构不完善

良好的组织架构可以指导医疗机构进行合理的部门设置，可以确保医疗机构各部门的正常运转，还可以促进各部门之间的相互协作，从而最大限度地提高工作效率，降低成本。

在实际走访调查过程中，发现在各个医疗机构中，各科室及管理部门的设置仍然是沿用了传统的方案。其中，问题比较突出的就是对于电子病历管理，并没有一个专门的科室负责，大部分医疗机构将电子病历的日常管理与维护纳入病案科，将其作为工作的一个环节。这样做虽然可以减少人力成本和资金成本，但将传统的纸质病历与电子病历进行混合管理，会导致因管理方法不同而产生的管理纰漏。电子病历管理所需的知识储备要远远多于管理纸质病历所需的知识，这样混合管理，难免会出现管理人员无法胜任工作而导致电子病历的管理工作出现问题。另外，根据病案科的工作人员反映，他们时常需要催促其他科室提交电子病历，但仍有不能按时提交的情况。这一方面说明各部门之间相对独立，缺乏互相协作；另一方面说明电子病历管理工作缺乏监管。这充分说明了医疗机构的组织架构存在问题，需要完善。

二、组织架构风险的防范对策

（一）从国家层面加强对电子病历的重视程度

要想加快电子病历的发展，推动医疗卫生信息化建设的进程，需要各医疗机构提高对发展电子病历的重视程度，更需要政府从国家层面给予更多的支持。在电子病历发展建设的过程中，只有政府占主导地位，从政策、立法、资金、平台建设等方面给予主导性投入，并采取有效的监督办法确保顺利实施，才能带动医疗机构对电子病历的投入，提高医疗机构对建设电子病历的重视程度。在这方面，国外有很多例子可以借鉴。

2006 年，美国联邦政府在年度预算中，为电子病历的建设发展提供了1.25 亿美元作为其专项发展基金，白宫在 2006 年度联邦政府预算中为实现EMR 设立了 1.25 亿美元的专款。随后，又以政府名义要求全美医疗机构在未来 10 年内，逐步取消纸质病历的使用。①在立法方面，没有使用电子病历的医疗机构和个人将面临惩罚。在英国，为了能够在全国范围内建立一个统一的电子病历信息管理系统，政府曾拨款 60 亿美元。他们希望能够使用电子病历信息管理系统实现对医疗机构中各种疾病的数据进行收集与整合，通过对各类疾病的数据分析，为相应疾病的预防与治疗提供决策支持。除此之外，加拿大、德国、澳大利亚等国家也都有以国家为主导对电子病历建设进行投入与支持的例子。

（二）完善组织架构，成立电子病历管理委员会

电子病历作为科学信息技术发展的产物，也融合了多种其他学科，如医学、生物学、信息科学、计算机科学、管理学、法学，等等。要实现对电子病例科学的管理和充分有效的利用，是一个复杂的问题，除了需要各学科优秀的技术人才，还需要具备科学管理能力的管理人才。因此，成立电子病历管理委员会，充分调动医疗机构各科室、各部门的人才，责任到人，对电子病历的管理相互协作，是实现电子病历科学有效管理的最佳途径。

首先，要完善管理体制，成立电子病历管理委员会，并充分发挥其作用。医疗机构应该在行政管理层建立专门的电子病历管理委员会。该管理委员会的主要成员应该包括病案科、计算机、医务处和其他各科室的主要负责人，同时配备专门的院领导分管该项工作。通过电子病历管理委员会，可以协调医院各科室之间的相互协作，明确各个科室在电子病历建设过程中应负的责任，便于调动各个科室的力量。电子病历管理委员会也能够为领导层的决策提供必要的信息参考。

其次，电子病历管理委员会各成员部门要严格按照要求各司其职，促进电子病历管理工作的有序开展。比如按照电子病历规范的要求，患者的首次

---

① 易应萍. 我国当前电子病历发展之现状[J]. 中国医疗器械信息，2008，14（2）：7-9+12.

病历应该在入院 8 小时内完成录入、入院记录应在入院 24 小时内完成录入。在某病人入院 8 小时后仍未录入首次病历，或者 24 小时后仍未完成入院记录的录入，电子病历管理信息系统将自动发出警告，提醒相关负责人尽快完成，同时该系统也会向监管部门发出提醒，监管部门负责人员可以及时联系相关负责人，督促其完成电子病历及入院记录的录入工作。通过这样的监督与督促过程，有利于实现电子病历管理各个流程环节的顺利实施，加快电子病历的建设发展。

另外，在医疗机构行政管理层面成立电子病历管理委员会，也有利于申请对电子病历管理工作的资金支持。如果电子病历的管理工作仅由病案科负责，而病案科在医疗机构中通常都是不受重视的，各方面的政策资金支持也很难向病案科倾斜，这无疑直接影响了电子病历管理工作的发展。电子病历管理委员会由医疗机构各科室主要负责人员组成，且由院领导分管领导，电子病历的管理工作将成为各科室的考核内容，在各科室的协同努力下，电子病历管理工作的发展与建设将获得更大的便利。

第二节　电子病历的质量控制风险

一、电子病历质量控制风险分析

通过风险调查可以发现，在医疗机构长期保存电子病历的过程中，会出现由于电子病历质量退化到技术无法恢复的程度而导致的电子病历无法使用，电子病历中有些记录缺失，在未获得授权的情况下对电子病历进行修改，由于缺少某些软硬件而导致无法浏览电子病历等问题。通过这些问题，可以判断医疗机构在对电子病历实施长期保存的过程中，质量控制方面可能存在风险。

对电子病历而言，对其实施质量控制，就是通过采取技术措施和管理措施，对电子病历的形成和管理过程进行优化，以确保电子病历的质量在长期保存过程中满足医护人员和就诊患者的要求。

（一）记录不规范

电子病历的记录是电子病历的生成环节，记录得是否正确规范，是决定电子病历在后续管理与使用中是否存在风险隐患的决定性因素。在实地调查中，就发现了一些医疗机构存在电子病历记录不规范的问题。如：电子病历记录不全面，缺少既往病史、过敏史等；电子病历记录错误，在性别为男性的患者的电子病历记录中出现了妇科疾病[①]；电子病历各部分的数据不能对接，电子病历有些部分的生成使用的是不同的信息系统，有些系统所生成的数据无法对接，导致在对电子病历进行编码、统计等管理工作时出现错误。[②]

（二）监管不到位

电子病历的质量控制，除了在生成阶段进行规范的记录、在管理阶段有规范性的规章制度，还要有可靠有力的监管。但是在实际调查过程中，电子病历的监管存在着不可忽视的问题。

医疗机构中的电子病历管理工作大多由医务处负责监管，除此之外，医务处还要负责日常医疗工作、医疗安全管理、医技科室管理、医师队伍管理等。在如此繁忙的工作中，难免会出现监管不到位的现象，比如未能及时催缴电子病历、未对相关违规人员做出惩罚等，这都在一定程度上阻碍了电子病历管理工作的有序进行。

（三）管理人员缺少专业知识

在很多医疗机构中，电子病历的管理人员大部分是内部员工的家属，或是其他科室的转岗人员，他们通常不具备管理电子病历的专业知识，甚至在正式接手电子病历管理工作前都没有参加过正规的专业技术培训。在后续的工作中，很难对电子病历进行高质量的管理。而负责监管电子病历管理工作的医务处人员，往往也不具备相关的专业知识，只能在宏观层面对电子病历的管理工作进行监督。

---

① 余抗美，茅建华，王敏灿，等. 电子病历全程规范质控探讨[J]. 东南国防医药，2004，6（4）：302-305.

② 朱爱霞. 电子病历对病案管理的促进作用[J]. 中国病案，2014，15（10）：9-11.

二、电子病历质量控制风险的防范对策

（一）加强电子病历记录的规范性

电子病历的生成阶段是影响电子病历质量的关键环节，因此，要大力加强电子病历记录阶段工作的规范性。首先，应该要求全体医护人员学习掌握《电子病历应用管理规范（试行）》中有关内容，在电子病历记录阶段完全按照该规范执行操作。其次，电子病历的记录工作应该责任到人，做到谁记录，谁负责。在后续的电子病历管理与使用过程中，一旦出现由于记录环节出错而导致的问题，由该负责人承担相应责任，给予相应处罚。最后，各科室负责人要对各科室生成的电子病历质量做整体上的把关，定时检查本科室的电子病历，对有问题的电子病历及时要求负责人修改、补充与完善。①

（二）成立专门的电子病历质量监管部门

面对现在日益增多的电子病历，仅仅依靠医务处对电子病历的管理工作进行监管，已经远远无法满足需求。因此，需要在各医疗机构内成立专门的电子病历质量监管部门。该部门应该由医疗机构的管理层领导直接分管，部门成员应包括各科室的负责人，同电子病历管理人员一起对各科室的电子病历生成质量进行监督。各科室也可以根据自己部门的特殊情况，对电子病历的管理和后续的使用向电子病历管理部门提出建议要求。在电子病历质量监管部门的统筹领导下，各科室相互协作，才能使电子病历的质量得到保证。

（三）严格把控人员选拔，增加专业培训

在电子病历管理人员的选用方面，要摒弃传统的用人原则。应该以提高电子病历的管理质量为出发点，选用具有医学、计算机技术、信息管理学、档案管理学等方面专业知识的人才。对专门的电子病历管理人员，在入职前，组织专门的电子病历管理技术培训；在入职后，定期进行专业技能培训考核。除此之外，还要重视全员参与，加强各级业务培训，提高全体医护

---

① 石会玲，王丽端，任爱玲，等. 浅谈电子病历存储工作[J]. 中国医院管理，2008，28（12）：80-81.

人员对电子病历管理的重视程度。[①]

第三节 电子病历的共享风险

一、电子病历共享风险分析

信息共享的目的是提高信息资源的利用率，实现信息资源的优化配置，节约社会成本，使信息资源的价值实现最大化。对于电子病历也同样如此，但电子病历的共享问题一直是阻碍电子病历进一步发展的主要问题之一。在此次的调查过程中，关于电子病历共享方面的问题，主要存在于以下两个方面。

（一）管理制度方面的阻碍

在不同的医疗机构中，其管理制度、治疗流程也不尽相同。在调查中发现，很多转院患者，或接受过其他医疗机构治疗的患者，在新的医疗机构接受治疗时，先前的检查报告、影像资料等都无法使用，按医疗机构的治疗程序需要进行重新的检查。这不仅提高了患者的医疗成本，拖延了治疗时间，还造成了资源的浪费。造成这种现象的原因，一方面是由于不同的医疗机构之间存在着无序的竞争，受利益驱使，造成患者重复治疗；另一方面则确实是医疗机构的管理制度模式存在缺陷，需要与时俱进。

（二）共享技术方面的阻碍

在调查过程中，不少医护人员反映，即使在同一个医疗机构内，电子病历的部分内容也无法做到完全共享。造成这一问题的很重要的一个原因就是共享技术的发展问题。

目前看来，每个医疗机构对自己内部电子病历信息管理系统的开发都拥有自主权，它们通常交给第三方系统开发商来完成，不同开发商所使用的平

---

① 陈丽. 网络时代病案信息资源的科学管理和合理利用[J]. 河北医学，2016，22（4）：701-702.

台和技术又不尽相同。而且系统版本不同，生成的电子病历也会具有不同的特点。因此，在技术方面，各个医疗机构所使用的电子病历可能确实无法共享。另外，一份完整的电子病历包含很多部分，不同的部分可能是通过不同的模块生成的。这也是导致电子病历不能完整共享的原因之一。

二、电子病历共享风险的防范对策

2015 年 5 月 17 日，国务院发布了《关于城市公立医院综合改革试点的指导意见》，该文件明确指出，医疗机构改革的重点是要抓好各类医疗机构协同发展的服务体系，强化基层首诊、双向转诊、急慢分治、上下联动的分级诊疗模式。其目的是解决目前我国各区域、各级医疗机构之间缺少沟通、相互分离的问题，实现医疗资源的优化配置，从而进一步推进医疗卫生信息化建设。这不仅需要实现不同地区、不同医疗机构之间电子病历交换与共享，还需要实现用户对既往电子病历的共享。

（一）搭建区域性的电子病历共享平台

根据不同医疗机构的级别和医疗机构所属地区的差异，可以搭建一个提供电子病历信息交换与共享的平台，通过该平台可以在一定程度上解决电子病历在不同地区、不同医疗机构之间的交换与共享问题。该平台应该包含以下三种模式：

（1）针对相同地区级别较高的医疗机构（如三甲医院），可将它们分别作为节点，接入该地区的电子病历信息共享平台，它们可以向彼此发出电子病历信息交换和共享的请求。

（2）针对相同地区、不同级别的医疗机构，可将级别较低的医疗机构作为子节点接入高级别的医疗机构，再将高级别的医疗机构接入本地区的电子病历信息共享平台。在这种模式中，低级别的医疗机构只能共享其接入的高级别医疗机构的电子病历数据信息，无法直接向本地区电子病历信息共享平台发起交换共享电子病历的请求。

（3）针对不同地区的医疗机构，高级别医疗机构可以通过本地区电子病历信息共享平台，向目标医疗机构所在地区的电子病历信息共享平台发出电子病历交换和共享请求，再由对方地区电子病历信息共享平台向目标医疗机构发出电子病历交换和共享需求提醒。这样，就可以通过不同地区的电子病历信息共享平台来实现不同地区医疗机构的电子病历的交换与共享。低级别医疗机构则可以通过其接入的高级别医疗，通过上述方法，获取所需的电子病历数据信息。

（二）搭建面向公众的电子病历检索平台

针对由于技术问题导致的电子病历无法共享问题，可以搭建一个面向公众的、智能化的电子病历检索平台来实现电子病历的共享。通过该平台可以满足患者对既往电子病历的共享需求。

医疗机构可以保留自己所使用的电子病历信息管理系统，但需要将患者的电子病历摘要和电子病历首页信息进行复制，以 XML 的格式上传到所搭建的电子病历检索平台中，并与自己所保存的电子病历建立索引目录。这样，患者可以通过该平台检索自己以往的电子病历，并通过索引目录获取保存于相关医疗机构的电子病历。出于隐私安全方面的考虑，每位患者可以在该电子病历检索平台设置自己的账户和密码。如果医护人员需要参考患者的既往病史和相关检查结果，患者只需提供密码即可。这样既可以避免过度医疗，节约社会成本，又可以帮助对患者进行精准治疗。[①]

第四节　电子病历的法律效力风险

一、电子病历的法律效力风险分析

（一）电子病历缺乏法律效力

在医疗纠纷中，病历通常都是被法庭认可的重要证据，具有法律效力。但这里所说的病历指的是纸质病历，而不是电子病历。虽然目前各个医疗机构都在加快医疗卫生信息化建设，推动电子病历的发展与应用，但电子病历

---

① 苏军霞，柯尊彬. 电子病历应用中面临的问题及发展需求[J]. 现代医院，2010，10（7）.118-120.

在法律层面上依然未被认可，不具有法律效力。

在此次实地调查中，发现无论是数字化的电子病历，还是从电子病历信息管理系统中打印出来的电子病历，都不具有任何法律效力。只有在特定条件下，才可以作为证据使用：

（1）所有电子病历需要满足《电子签名法》中第十三条所规定的"可靠的电子签名"的标准，还要使用可信时间戳固化电子签名时间。在调查过程中，所有的医疗机构对电子病历的投入都集中在其功能开发上，没有一个医疗机构的电子病历管理信息系统可以提供"可靠的数字签名"和"可信时间戳"。

（2）对电子病历进行的所有修改，都需要保留修改痕迹，并在对其进行打印和复制时，也要将所有的修改痕迹完整呈现出来。但在实际情况中，很多医疗医护人员做不到这一点。

（3）若将电子病历打印出来作为纸质病历使其拥有法律效力，则需要满足《病历书写基本规范》第三十一条的要求，对于通过信息系统书写的病历应及时打印，即在病历书写完成后就需要立即打印并签名。但实际上，目前各个医疗机构都是在患者出院或死亡的时候才会打印出完整的电子病历，能够做到及时打印的几乎没有。因此，大部分打印出来的电子病历都会被提出伪造或篡改等合法性质疑。

通过上面的分析可以看出，在目前的医疗环境下，电子病历很难具有法律效力。即使要对电子病历的真实性进行司法鉴定，也需要花费高达数万元到几十万元不等的资金，这使得很少有人愿意在诉讼过程中将电子病历作为证据使用。

（二）电子病历的管理无法可依

随着信息技术的发展和医疗卫生信息化建设的不断推进，在医疗机构中，开始大力发展并使用电子病历，但随之而来的是一个重要的问题——法律上的认可与保障。目前为止，我国还没有专门针对电子病历的法律。这就导致了在电子病历的日常管理活动中，无法可依。因此，在某些情况下，只是将电子病历作为医疗文件进行管理，甚至还出现了将电子病历纸质化进行管理的现象。在国外的一些发达国家，对电子病历的管理早已经有了成熟的法律体系保障。相比之前，我国的电子病历的发展虽然在各个医疗机构"如火如荼"的开展，但缺乏法律保障，始终制约着电子病历的健康有序发展。[1]

二、电子病历法律效力风险的防范对策

（一）在日常管理中确保电子病历真实可靠

通过上文的分析，在现阶段想要直接使电子病历具有法律效力，几乎不可能。但在日常的电子病历管理和使用中，要尽量确保电子病历的真实可靠性，以应对突发的医疗纠纷。

首先，医疗机构在委托第三方系统开发公司进行电子病历信息管理系统的开发工作时，就应该要求系统开发公司严格按照《病历书写规范》进行开发，确保主要内容与《病历书写规范》的要求相一致。比如，在开发系统时，应设置电子病历的修改时限。一旦超过该时限，任何医护人员都不能对电子病历进行修改。如果在特殊情况下需要对电子病历修改，则需要电子病历的监管部门临时开发修改权限，在修改后需要保留修改记录并立刻收回权限。[2]

其次，在政府层面建立权威的监管机构，对电子病历的生成与管理进行统一的监管，对电子病历以及任何形式的修改都需要进行备份。在必要的时候，可由该机构出具电子病历真实可靠的证明材料。这种方法虽然需要较高的成本，但在现阶段是解决电子病历法律效力问题的有效方法。

（二）利用现有法律法规实现电子病历的合法性

从根本上解决电子病历的法律效力问题的唯一途径就是电子病历立法。《电子签名法》第三条规定："民事活动中的合同或者其他文件、单证等文书，当事人可以约定使用或者不使用电子签名、数据电文。当事人约定使用电子签名、数据电文的文书，不得仅因为其采用电子签名、数据电文的形式而否定其法律效力。"《电子签名法》第十四条规定："可靠的电子签名与手写

---

① 李鹏，李昕. 浅析我国电子病历的发展现状[J]. 中国病案，2013，14（5）：46-47.
② 王玲. 电子病历-医院信息系统的发展方向[C].//中国医院协会病案管理专业委员会第二十二届学术会议论文集，2013.

签名或者盖章具有同等的法律效力。"联合国《电子商务示范法》第九条规定："在任何法律诉讼中，证据规则的适用在任何方面均不得以下述任何理由否定一项数据电文作为证据的可接受性：仅仅以它是一项数据电文为由；或如果它是举证人按合理预期所能得到的最佳证据，以它并不是原样为由。"联合国《电子商务示范法》第十一条规定："就合同的订立而言，除非当事各方另有协议，一项要约以及对要约的承诺均可通过数据电文的手段表示。如使用了一项数据电文来订立合同，则不得仅仅以使用了数据电文为理由而否定该合同的有效性或可执行性。"在我国最新版的《合同法》中，也对合同的形式作出了修改，认为数据电文形式的合同也属于合同法范畴。以上法律法规都可以用于解决电子病历的合法性问题。

第五节　电子病历的数据安全风险

一、电子病历的数据安全风险分析

通过电子病历风险调查，发现了医疗机构在长期保存电子病历过程中，存在着很多数据方面的安全隐患，主要表现在以下三个方面。

（一）管理过程不规范

电子病历的数据安全风险可能发生于电子病历管理工作过程中的任何一个环节。在调查中，存在数据安全隐患最多的环节就是"电子病历记录不规范"和"缺乏数据安全意识"。

（1）电子病历记录不规范。

一些医护人员在记录就诊患者的电子病历时，为了节省时间，复制粘贴与该患者有相同疾病或相近疾病的患者病历。这导致很多患有相同或相近疾病的患者的电子病历内容趋于一致。甚至还会出现错误，如在某位女性的身体检查报告中，出现了对男性体征的描述。

（2）缺乏数据安全意识。

主要体现在医护人员对电子病历信息管理系统的密码管理方面。很多医疗机构给每个医护人员都分配了电子病历信息管理系统的密码，初始密码一般较为简单，如"000000"或"111111"。但在医护人员的实际使用过程中，并没有对初始密码进行修改。有的医护人员为了方便，将密码告诉他人，甚至和他人使用相同的密码。这些情况都存在密码被盗、电子病历被恶意修改的风险。

（二）监管不到位

前文中提到，在目前的各个医疗机构中，还没有专门针对电子病历的监管部门，相关的监管工作往往由医务处负责。但医务处的工作人员在日常工作中还要负责日常医疗工作、医疗安全管理、医技科室管理、医师队伍管理等，很难履行好监管职责。各科室的电子病历质量管理人员在无人监管的情况下，经常忽略对电子病历的核查，容易出现数据错误。如某位就诊患者的电子病历首页中记录的出院时间和大病历中记载的时间不一致。

（三）缺乏对数据保存的重视

保证电子病历的安全保存，是实现电子病历有效管理和利用的前提。但在实地调查过程中，发现医疗机构往往对电子病历数据的保存不够重视。主要体现在"缺少对数据保存过程的监控"和"缺少数据保存过程中的突发性灾难应对措施"两个方面。

（1）缺少对数据保存过程的监控。

目前，大部分的医疗机构都将电子病历保存在特定的数据库中，且以明码形式进行存储。但在实际情况中，一旦医护人员将电子病历提交到数据库终端，就不再关心电子病历的存储情况。而对于医疗机构，也没有安排专门的工作人员对后续的保存过程进行监控。在这种情况下，保存中的电子病历就很容易遭到篡改，且不被发觉。因此，缺少对电子病历保存阶段的监控，将会给电子病历的数据安全埋下很大的隐患。

（2）缺少突发性灾难的应对措施。

电子病历虽然是数字化的医疗信息资源，但其依然需要存储在特定的存储设备上，现阶段的存储技术又决定了不能对电子病历进行大规模的联机存储。相较于缺乏安全意识、电子病历记录错误、缺少监督等可控的风险，地震、火灾、水灾、海啸等不可控风险给电子病历带来的损害将是不可逆的。虽然这些灾难性事件发生的概率不大，但还是要提前做好应对工作。

二、电子病历数据安全风险的防范对策

（一）通过培训宣传提高安全意识，规范管理流程

首先，要大力宣传数据安全的重要性，使医护人员，特别是电子病历管理人员认识到应该认真对待电子病历的管理工作。只有提高了安全意识，才能在工作中慎之又慎，在一定程度上减少数据安全风险的发生。同时，还要加强对医护人员的教育以提高其工作责任心。此外，还应把电子病历的记录规范与否纳入奖惩措施中，对复制粘贴，记录出错等现象给予相应的处罚。[①]

其次，要在全体医护人员范围内，特别是对新进员工，积极开展电子病历相关的技能培训与管理培训，并做好对培训工作的监督和考核。对于引进的新系统新设备，以及老旧系统和设备的更新换代，都要及时对工作人员进行培训，避免在日常的操作使用中出现错误。

（二）通过实施风险检测，实现对电子病历保存的监控

针对保存阶段的电子病历，除了需要电子病历监管部门安排专门的工作人员进行监督，还需要有合理高效的监督方法。对保存阶段的电子病历进行监督，实际上是对电子病历在保存过程中可能出现的风险进行监控，而风险监控则可以通过实时的风险检测来实现。电子病历的风险检测将会作为重要的部分在下文中进行研究，故此处不再进行赘述。

（三）通过异地容灾机制，应对突发性灾难事件

对于医疗机构而言，对电子病历进行异地容灾就是在不同地域建立一个或多个数据库，将其所保存的电子病历进行备份，存储在不同地域的数据库中。这样，在遭受突发性灾难事件袭击后，可以确保能够通过异地数据库中的备份资料快速恢复电子病历数据，避免了不可逆的数据损失。[②]

---

① 王琳. 电子病历的安全管理策略分析[J]. 当代医学，2013，19（7）：17-18.

② 李雪锋，徐刚. 华东师范大学异地容灾保障数据安全[J]. 中国教育网络，2018(S1)：94-95.

第六节　本章小结

通过前文的电子病历风险识别研究，对风险调查得出的风险进行了分类，将其划分为管理层面的风险和技术层面的风险。其中管理层面的风险共计五种，本章仅从宏观方面对这五种风险的表现和防范对策进行分析，并未对具体的风险形成机理和防范对策的具体实施展开详细论述。

在医疗机构的组织架构风险中，其风险主要表现在管理层的不重视、组织架构的不完善等方面。对其进行风险防范需要从国家层面加强对电子病历的重视程度，完善组织架构，成立电子病历管理委员会。

在电子病历的质量控制风险中，其风险主要表现在记录不规范、监管不到位、管理人员缺少相关专业知识等方面。对其进行风险防范需要加强电子病历记录的规范性，成立专门的电子病历质量监管部门，严格把控人员选拔，增加专业培训。

在电子病历的共享风险中，其风险主要表现在管理制度方面的阻碍、共享技术方面的阻碍等方面。对其进行风险防范需要搭建区域性电子病历共享平台，搭建面向公众的电子病历检索平台。

在电子病历的法律效力风险中，其风险主要表现在电子病历缺乏法律效力、关于电子病历管理的相关法律不健全等方面。对其进行风险防范需要在日常管理中确保电子病历真实可靠，利用现有法律完善电子病历的合法性。

在电子病历的数据安全风险中，其风险主要表现在管理过程的不规范、监管不到位、缺乏对数据保存的重视等方面。对其进行风险防范则需要通过宣传培训提高安全意识、规范管理流程；通过实施风险检测，实现对电子病历保存的监控；通过异地容灾机制，应对突发性灾难事件。

PART FIVE

第五章

电子病历长期保
存的技术层面风
险与防范

通过电子病历的风险识别，本书将识别出的电子病历风险划分为了管理层面的风险和技术层面的风险。上一章节针对管理层面的风险，从宏观角度进行了风险分析，并提出了相应的防范对策。而针对电子病历技术层面的风险，则需要找出电子病历具体在哪个方面出现了风险，才能有针对性地进行风险处理与防范。因此，本章将设计电子病历的风险检测方法，通过试验检测出具体的风险点，再根据具体的风险点提出有针对性的风险防范对策。

第一节　风险检测概要

一、检测思路

（1）设置电子病历风险检测的检测点。

根据美国企业风险管理学会的全面风险管理理论，企业风险产生于企业的整个运营过程，不仅来自生产经营的对象，还来自生产经营的活动、活动的实施者、相关政策。针对医疗机构的电子病历保存工作，"生产经营对象"是电子病历对象，"生产经营活动"是电子病历保存活动（本书称之为保存事件），"活动的实施者"是行为主体（人、组织、程序等），"相关政策"是保存政策。

因此，风险检测点的设置可从数字对象、保存事件、行为主体、保存政策等四个角度，结合电子病历风险识别模型中的四个风险点的含义，再根据每个风险点含义所析出的各个风险项，设置电子病历的风险检测点和每个风险检测点的检测项目。

（2）选择河南省 Z 医院作为试验对象，采用分层随机抽样法，对其电子病历保存系统进行电子病历样本采集。

（3）绘制风险检测流程图。

（4）根据风险检测流程图编制代码，检测电子病历样本集的风险检测点的各个检测项目，统计检测结果，分析可能的风险产生原因，并据此提出有针对性的风险防范措施。

二、检测准备

（一）检测维度划分

根据电子病历的特点，风险检测将设置两个维度，分别是时间维度和科室维度。其中将时间维度划分为 7 个时间段：1990 年之前、1991—1995 年、1996—2000 年、2001—2005 年、2006—2010 年、2011—2015 年、2016 年之后；根据 Z 医院的实际科室设置情况，将科室维度设置为 20 个科室类型：外科、内科、口腔科、儿科、医学影像科、妇产科、眼科、麻醉科、肿瘤科、耳鼻喉头颈科、中医科、精神心理科、生殖中心、男科、康复科、介入科、烧伤科、病理科、皮肤性病科、营养科。

在风险检测中，首先对电子病历样本进行单独的风险检测点检测，将其定义为单维度风险检测。风险检测点是根据风险识别模型中四个风险点的含义，以及每个风险点含义所析出的各个风险项而设置的，不同类型的风险，风险点也不相同，无法进行统一的设置，将会在风险检测实验中的各个类型风险检测中进行具体的设置。其次，将风险检测点与时间维度、科室类型维度分别结合，进行风险检测，即{检测点，时间区间}的风险检测和{检测点，科室类型}的风险检测，本书将其定义为二维度风险检测。最后，将风险检测点与时间维度和科室类型维度相结合，进行风险检测，即{检测点，时间区间，科室类型}的风险检测，本书将其定义为三维度风险检测。

（二）检测样本采集

本书的试验样本来自具体的电子病历保存系统，样本采集量为 10 000 件。使用分层随机抽样法进行样本采集，具体步骤如下：

（1）层次单元划分。基于电子病历保存系统中电子病历对象的时间区间、科室类型两个属性，将其划分为 140 个层次单元[即 7（时间区间数）×20（科室类型数）= 140]。其中，时间区间：1990 年之前、1991—1995 年、1996—2000 年、2001—2005 年、2006—2010 年、2011—2015 年、2016 年之后；科室类型：外科、内科、口腔科、儿科、医学影像科、妇产科、眼科、麻醉科、肿瘤科、耳鼻喉头颈科、中医科、精神心理科、生殖中心、男科、康复科、介入科、烧伤科、病理科、皮肤性病科、营养科。

（2）各层次单元样本量计算。计算各层次单元的电子病历对象数量与电子病历保存系统中电子病历对象总数量的比例，乘以 10 000（设定的样本总量），获得各层次单元的抽样数量。这样，各层次单元电子病历对象以接近的概率被抽样。

（3）样本集形成。基于上述每个样本层次单元的检索结果和样本抽取量，采用无重复随机抽样法抽取样本，形成电子病历对象样本集。

（三）检测点的赋值

Z 医院帮助提供上述样本对象的保存型元数据、管理型元数据和描述型元数据的内容。根据风险识别模型中的四个风险点的含义，以及根据每个风险点含义所析出的各个风险项，找出与其相关的元数据，将其作为风险检测点。对各个风险点的赋值，可以根据所提供的对应元数据内容直接套录，若提供的与检测点对应的元数据内容为空，则该检测点的赋值也为空。该过程由代码实现，但需人工干预，比如对名称不同但含义相同的检索点的赋值需人工甄别和转换。

（四）检测说明

本章的第二节至第五节分别对电子病历的可用性风险、可识别性风险、持续完整性风险和真实性风险进行风险检测试验，每种风险检测试验应包括四部分内容：风险点的含义及风险项介绍、风险检测点设置、风险检测试验、试验结果分析与对策建议。

其中，各个风险点的含义与风险项介绍已在第二章第一节"风险识别模型构建中"进行了详细的描述。所以在下文的各风险点的风险检测描述中，不再赘述此部分内容。

在风险检测点设置方面，一些风险检测点将会同时出现在多个单风险中，这是因为各个单风险之间存在着含义和产生因素的交叉现象，一个风险检测点出现风险，可能会同时导致多个单风险的产生。针对这类风险检测点的描述方法：按照单风险检测的顺序，最先出现的单风险中的风险检测点给予详细描述，之后出现的单风险中的相同风险检测点中重复内容部分见最先出现的出处。这样，很大程度上解决了这类风险检测点在单风险中的重复描述问题。

三、检测算法

（一）检测算法设计

1. 检测单元的形成

根据时间区间、科室类型两个维度，将电子病历划分为 140 个层次单元 [即 7（时间区间数）×20（科室类型数）＝140]。

2. 检测单元的风险检测算法

（1）对风险点的赋值进行编码。

（2）采用微软的 VFP9.0 数据库管理系统构建检测单元的电子病历对象数据库、电子病历对象方面的风险检测点（经过编码）数据库、保存事件方面的风险检测点数据库、保存政策方面的风险检测点数据库、行为主体方面的风险检测点数据库。

（3）根据单风险的检测点及各检测点的检测项目，绘制单风险检测流程图。

（4）基于单风险检测流程图，采用 VFP9.0 编制单风险的每个检测点上各个检测项目的检测脚本，形成单风险检测代码。

（5）针对检测单元中每件电子病历对象，运行检测代码，输出各检测项目的检测结果。为了方便统计，本试验设定一件电子病历对象的一个风险点上的任一检测项目出现风险，则该电子病历对象在该风险点上输出风险，一个风险点的检测项目出现风险不累计。

（6）统计一个检测单元中在各个风险点上产生风险的电子病历对象数量，输出检测结果。

针对各个检测单元，采用该算法，输出对应检测单元的检测结果。

3. 单维度检测算法

维度的构成：单风险中用于风险检测的所有风险检测点为唯一维度。

检测过程：依据上述"检测单元的风险检测算法"，对整个样本集的 140

个检测单元逐个进行检测，形成 140 个检测结果。

结果输出：将上述 140 个检测结果，在各个风险点上的风险值进行叠加，形成所有检测单元在各个风险点上的风险值，作为结果输出。

4. 二维度检测算法

维度的构成：单风险中用于风险检测的风险检测点为一个维度，再加上电子病历对象的一个特征维度。针对本试验采集的样本，电子病历对象特征维度为时间区间和生成电子病历对象的科室类型。因此，二维度检测有两种类型：{时间区间，风险检测点}、{科室类型，风险检测点}。

检测过程：依据上述"检测单元的风险检测算法"，对整个样本集的 140 个检测单元逐个进行检测，形成 140 个检测结果。

结果输出：将上述 140 个检测单元，与基于电子病历对象的单个特征维度进行合并，同时对各个风险点上的风险值进行叠加，形成每个合并单元在各个风险点上的风险值，作为结果输出。

5. 三维度检测算法

维度的构成：单风险中用于风险检测的风险检测点为一个维度，再加上电子病历对象的两个特征维度。针对本试验采集的样本，电子病历对象的特征维度为时间区间和生成电子病历对象的科室类型。因此，三维度检测有一种类型：{时间区间，科室类型，风险检测点}。

检测过程：依据上述"检测单元的风险检测算法"，对整个样本集的 140 个检测单元逐个进行检测，形成 140 个检测结果。

结果输出：将上述 140 个检测单元，与基于电子病历对象的两个特征维度进行合并，同时对各个风险点上的风险值进行叠加，形成每个合并单元在各个风险点上的风险值，作为结果输出。

（二）检测代码编制说明

（1）代码功能。针对不同维度的单风险检测，检查、统计并以可视化形式展现相应层次单元中电子病历对象在单风险中每个检测点上产生的风险值。

（2）风险检测点赋值内容的编码。这是实现自动检测的基础。另外，需对表述不同但含义一样的赋值内容归并，赋予一个编码，以提高检测的准确性。

第二节　可用性风险检测

一、检测点设置

（一）电子病历对象方面的可用性风险检测点

用于描述与可用性相关的电子病历对象属性，可用作可用性风险检测的检测点。包括：

（1）电子病历对象的标识符（Object Identifier），一个电子病历对象被赋予的唯一标识符。用于电子病历对象的检索和发现。如果该检测点未被赋值，则无法识别该电子病历对象，用户也就无法检索使用。该检测点并不用于可用性风险检测，它是实施该检测的前提。

（2）电子病历对象类型（Object Category），用于描述电子病历对象的类型。数字对象的类型包括知识实体、表现、文件和比特流。知识实体，是描述一项特定知识所需的内容集合，如一本书、一幅地图、一张照片、一个数据库等。表现，是将一个知识实体实例化的一个数字化对象，一般由多个数字化文件及结构化元数据组成，用于知识实体的展现，一个知识实体可以有多个表现。文件，是可以被操作系统识别的一组有序的字节。比特流，是文件内连续或非连续的数据。而针对电子病历对象，其对象类型只能是表现或文件，因为只有表现和文件才可以被浏览。因此，该检测点也不用于可用性风险检测，其作用是筛选可用于可用性风险检测的电子病历对象。

（3）检索点信息（Retrieval Point Information），用于向用户提供电子病历对象被发现途径的描述。包括：电子病历对象的科室类型，如内科、外科、眼科、妇产科、康复科等；电子病历对象的检索点，如登记号、病案号、床号、姓名等。本质上讲，用户能够检索到电子病历对象是电子病历对象具有可用性的前提，而保存系统设置的检索点是用户检索的基本途径，所以，检索点是用户检索到电子病历对象的前提。检测点子元素包括：文献类型、检索点、检索方式、文献标识。

检测项目：

① 对比保存政策中要求电子病历对象应设置的检索点与"检索点"子元素的内容（即保存系统实际设置的检索点），若不完全相同，产生风险。

② 检查"检索方式"子元素的内容，若为基于索引，但"文献标识"子元素内容为空，用户从对应"检索点"找不到该电子病历对象。

③ 检查"检索方式"子元素的内容，若为基于索引，但"文献标识"子元素内容出现错误，也找不到所需的电子病历对象。

上述三种情况均归为在该风险检测点上的产生可用性风险。

（4）文件系统（File System），保存电子病历对象的存储设备组织文件方法的描述，由操作系统建立。电子病历对象保存在存储设备上，存储设备都需操作系统构建文件系统，因此，电子病历对象具有文件系统属性。但是，针对一个文件系统，有些操作系统能够识别，而另一些操作系统则不能识别。所以，当一个电子病历对象的文件系统不能被一个操作系统识别时，如果用户使用该操作系统，该电子病历对象对该用户来说就无法识别，也就不具可用性。同类存储设备，不同操作系统建立的文件系统可能不同，如磁性存储设备，Windows 建立的文件系统是 FAT 或 NTFS，Linux 建立的是 EXT，Solaris 建立的是 ZFS，UNIX 建立的是 UFS。一种文件系统可以被多种操作系统识别，如 exFAT 文件系统可以被 Windows CE 6、Vista SP1、Windows8 识别。一种操作系统可识别多种文件系统，如 Linux 可识别 EXT、XFS、ReiserFS、ext3 文件系统。但是，一种文件系统不可能被所有操作系统识别，同样，一种操作系统也不可能识别所有文件系统。检测点子元素包括：文件系统、使用的操作系统。

检测项目：

① 依据保存政策，检测"使用的操作系统"子元素赋值内容对"文件系统"子元素赋值内容的支持情况，若不支持，电子病历对象无法读取。

② 该元素的两个子元素内容为空，或其中之一的内容为空，无法识别判断操作系统是否支持文件系统。

③ 该元素的两个子元素内容赋值错误，或其中之一的内容赋值错误，导致基于该元素内容识别出的文件系统而选择的操作系统可能无法读取电子病历对象。

上述三种情况均归为在该风险点上产生可用性风险。

（5）浏览软件信息（Browsing Software Information），浏览电子病历对象所需的应用软件及其运行环境和浏览效果的描述。电子病历对象只有被呈现出来，用户才能使用。但是，不同格式类型的电子病历对象需要的浏览软件不同；一件电子病历对象可能在多个浏览软件都可以呈现，但浏览效果不同。因此，如果用户使用的浏览软件无法呈现一件电子病历对象，那么该件电子病历对象对该用户来说就不具可用性；如果用户使用的浏览软件不能对一件数字对象实现最佳浏览，那么该件电子病历对象对该用户来说可用性欠佳。检测点子元素包括：软件名称、软件版本、软件生产日期、软件生产商、运行的最佳操作系统、浏览效果（最佳、欠佳、无法判断）。

检测项目：

① 检查"浏览软件名称"子元素，若为空，对于一件非常规格式的电子病历对象，用户可能无法选择正确的浏览工具，导致无法浏览，致使该电子病历对象不具有可用性。

② 检查"浏览效果"元素的赋值，若不是"最佳"，电子病历对象的可用性可能受到影响。

③ 检查"运行的最佳操作系统"元素的内容与保存系统运行的操作系统是否相符，若不相符，浏览结果可能出现瑕疵。

上述三种情况均归为在该检测点上产生可用性出现风险。

（6）保存级别（Preservation Level），针对一件电子病历对象实施相应保存功能的保存决策信息。在一个保存系统中，不同的保存级别对电子病历对象实施的保存功能不同，比如，逻辑保存可以对格式过时的电子病历对象实施数字迁移功能，从而使用户能够对这类电子病历对象持续使用；不同保存级别对电子病历对象实施的安全措施也不同，比如，级别为"高"的比特保存，意味着当电子病历对象遭到破坏时，可以完全恢复，从而保证这类电子病历对象对用户的持续可用性。因此，保存级别影响电子病历对象的可用性。检测点子元素包括：保存级别类型、保存级别值、保存级别的胜任状态、保存级别的赋值原因、保存级别指定日期。

检测项目：

① 检查"保存级别类型"子元素的内容，若为"比特保存"，再检查"保存级别值"子元素内容，若为"低"，则该电子病历对象遭到破坏时可能无法通过备份进行恢复。此时，电子病历对象可能无法继续使用，该电子病历对象不具有可用性。

② 检查"保存级别类型"子元素内容，若为"逻辑保存"，再检查"保存级别值"，若为空，则格式过时的电子病历对象无法被继续使用，该电子病历对象不具有可用性。

③ 检查"保存级别的胜任状态"元素的值，若为"需要"，表示保存系统无能力实现电子病历对象所需的保存级别，可能导致电子病历对象的部分或完全不可用。

上述三种情况均归为在该检测点上产生可用性风险。

（7）存储信息（Storage Infomation），描述电子病历对象在存储系统中存放位置和存储介质的信息。存储介质的自然损耗和其他原因产生的损伤都会导致存储的电子病历对象内容遭到破坏，若不及时刷新和修复，这种破坏的积累可能导致电子病历对象不再具有可用性。存储位置的描述缺失导致虽然已被物理存储，但因无法定位用户仍无法访问电子病历对象，故对用户来说仍不具有可用性。存储位置的描述错误导致定位偏差，导致用户仍无法找到所需的电子病历对象。检测点子元素包括：存储位置、存储介质。

检测项目：

① 检查"存储位置"子元素的值，若为空或赋值错误，即使电子病历对象的唯一标识符存在，电子病历对象也无法被找出或出现错位，使其不具有可用性。

② 比较"存储位置"的描述个数与保存级别中要求的电子病历对象备份数量是否相符，若不同，当电子病历对象遭到破坏时，可能无法恢复，导致电子病历对象不再具有可用性。

③ 基于保存政策中存储介质的使用寿命，判断电子病历对象的存储介

质是否过期，多个存储介质时应分别判断，若过期，保存的电子病历对象可能因为介质自然退化而遭到损坏，导致其可用性降低。

④ 判断"存储介质"子元素的描述值是否为空，若为空，无法识别电子病历对象的存储介质，导致无法知晓存储介质的状况，难以判断保存的电子病历对象是否遭到破坏，也难以判断其是否继续可用。

上述四种情况均归为在该检测点上产生可用性风险。

（二）保存事件方面的可用性风险检测点

用于描述可能影响电子病历对象可用性的保存操作方面信息，是保存事件方面的可用性风险检测点。主要考察保存事件的执行与否、执行结果、执行过程和执行周期等四个方面是否影响电子病历对象的可用性。

基于对保存事件的考察，产生可用性风险的事件有两种：一是执行结果导致电子病历对象的不再具有可用性，这类事件有去索引和删除；二是执行与否以及执行周期可能影响电子病历对象的可用性，这类事件有介质刷新和病毒检测。

（1）去索引（Deaccession），屏蔽电子病历对象的所有检索点信息，暂时不提供用户对该电子病历对象的访问，但仍保存在电子病历保存系统中。去索引是一个规避纠纷或处置电子病历对象的常规保存活动，但执行结果导致该电子病历被屏蔽，用户无法获取使用，所以对用户来说该电子病历不具有可用性。检测点子元素包括：去索引事件标识符、去索引事件关联电子病历对象标识符、去索引事件关联行为主体标识符、去索引事件执行日期、去索引事件执行结果信息。

检测项目：

① 检查"去索引事件执行结果信息"子元素中"事件执行结果"内容是否为"成功"或"部分成功"，若是，导致电子病历对象不再具有可用性或可用性受到影响。

② 检查"去索引事件关联行为主体标识符"子元素内容，若为空，缺少行为主体的关联，即使去索引事件已执行，无法找到执行的软件，可能影响电子病历对象的可用性。

上述两种情况均归为在该检测点上产生可用性风险。

（2）删除（Delation），运用物理手段删除电子病历对象，且所有描述信息同时也被删除，执行结果导致被删除的电子病历对象不再可用。该项保存活动的执行结果导致电子病历对象不具有可用性。检测点子元素包括：删除事件标识符、删除事件关联电子病历对象标识符、删除事件关联行为主体标识符、删除事件执行日期、删除事件执行结果信息。

检测项目：

① 检查"删除事件执行结果信息"元素中"事件执行结果"内容是否为"成功"，若是，电子病历对象不再存在于保存系统中，即不再具有可用性。

② 检查"删除事件关联行为主体标识符"子元素内容，若为空，缺少行为主体的关联，即使删除事件已执行，也无法找到执行的软件，可能影响电子病历对象的可用性。上述两种情况均归为在该检测点上产生可用性风险。

（3）介质刷新（Storage Medium Refresh），根据保存政策设置的介质刷新频率，对电子病历对象保存的介质进行定期刷新的操作。在保存系统中，存储介质的自然损耗和其他原因产生的损伤都会导致存储的电子病历对象内容遭到破坏，若不及时刷新，这种破坏的积累可能导致电子病历对象不再具有可用性。因此，介质刷新事件的执行与否及其执行的频率都会影响存储在该介质上电子病历对象的可用性。检测点子元素包括：介质刷新事件标识符、介质刷新事件关联电子病历对象标识符、介质刷新事件关联行为主体标识符、介质刷新事件执行日期、介质刷新事件执行结果信息。

检测项目：

① 检查"介质刷新事件标识符"子元素内容，若为空，则该事件没有执行，在长期保存过程中，存储介质的自然损坏或其他因素导致的损坏致使电子病历对象遭到破坏，从而产生可用性风险时，无法及时发现，也无法实施相应策略规避风险或降低风险值，最终导致电子病历对象的可用性不再持续。

② 检查"介质刷新事件标识符"子元素内容，若不为空，根据"介质刷新事件执行日期"子元素内容判断执行周期是否符合保存政策的要求，当执行周期大于保存政策的规定时，可能因为存储介质的自然损坏导致电子病历对象的破坏累积超过保存政策的要求，产生可用性风险。

③ 检查"介质刷新事件关联行为主体标识符"子元素内容，若为空，缺

少行为主体的关联，即使保存介质刷新事件已执行，无法找到执行的刷新软件，可能影响电子病历对象的可用性。

④ 检查"介质刷新事件执行结果信息"的内容，若存在刷新动作失败或刷新结果为保存介质遭到破坏情况，电子病历对象可能存在可用性风险。上述四种情况均归为在该检测点上产生可用性风险。

（4）病毒检测（Virus Detection），根据保存政策进行的病毒检测工作。如果电子病历对象感染病毒，则可能遭到破坏或不能正常读取，导致可能无法浏览或浏览存在瑕疵，影响用户对其的使用性。因此，病毒检测需按保存政策规定实施，否则，在该检测点上产生可用性风险。检测点子元素包括：病毒检测事件标识符、病毒检测事件关联电子病历对象标识符、病毒检测事件关联行为主体标识符、病毒检测事件执行日期、病毒检测事件执行结果信息。

检测项目：

① 检查"病毒检测事件标识符"子元素内容，若为空，则该事件没有执行，在长期保存过程中，电子病历对象可能感染病毒致使其遭到破坏，从而产生可用性风险时，无法及时发现，也无法实施相应策略规避或降低风险，最终导致电子病历对象不再具有可用性。

② 检查"病毒检测事件标识符"子元素内容，若不为空，根据"病毒检测事件执行日期"子元素内容判断执行周期是否符合保存政策的要求，当执行周期大于保存政策的规定时，可能因为病毒对电子病历对象的破坏累积超过保存政策的要求，产生可用性风险。

③ 检查"病毒检测事件关联行为主体标识符"子元素内容，若为空，缺少行为主体的关联，即使病毒检测事件已执行，无法找到执行的检测软件，可能影响电子病历对象的可用性。

④ 检查"病毒检测事件执行结果信息"的内容，若存在检测动作失败或检测结果为数字对象感染病毒情况，电子病历对象可能存在可用性风险。

上述四种情况均归为在该检测点上产生可用性风险。

（三）保存政策方面的可用性风险检测点

保存政策方面的可用性风险检测点主要是用于电子病历保存活动相关

操作的指标设置，并不作为可用性风险检测的实际检测点，仅用于为相关可用性风险检测点的检测提供依据。保存政策方面的可用性风险检测点分为两类：一是保存系统对保存事件实施保存活动的规则的描述信息，有保存介质刷新频率（用于"介质刷新"保存事件的检测）、病毒检测周期（用于"病毒检测"保存事件的检测）；二是保存系统对电子病历对象的可用性判断指标的描述，有检索点（用于"检索点信息"的检测）、文件系统（用于"文件系统"的检测）、存储介质的使用寿命（用于"存储信息"的检测）。

（四）行为主体方面的可用性风险检测点

行为主体方面的可用性风险检测点用于描述产生电子病历对象可用性风险的保存事件的执行者特征和属性信息。该检测点不作为可用性风险检测的实际检测点，仅用于为保存事件方面的可用性风险检测点的检测提供依据。针对保存事件方面的可用性风险检测点的四个检测点，它们的执行者都是软件，用于识别可用性风险保存事件"去索引""删除""介质刷新"和"病毒检测"的执行者。检测点子元素：软件标识符、软件名称、软件版本、关联保存事件标识符。

二、检测试验

（一）检测流程图

在单风险检测的三种类型中，不同之处是由于维度的个数不同导致的检测单元中包含的电子病历对象数量的区别，随着维度个数的增加，检测单元越具体，包含的电子病历对象数量也越少，检测结果也越具有针对性。相同之处是检测过程，无论三种类型中的哪种检测，检测过程都是一样的，只不过是检测的电子病历对象不同而已，而检测的电子病历对象是由检测系统输入。

流程图是检测过程的图示表达形式，与检测系统输入的电子病历对象数量无关。根据可用性风险检测点的各个检测项目，设计电子病历可用性风险检测的流程图，如图 5-1 所示。

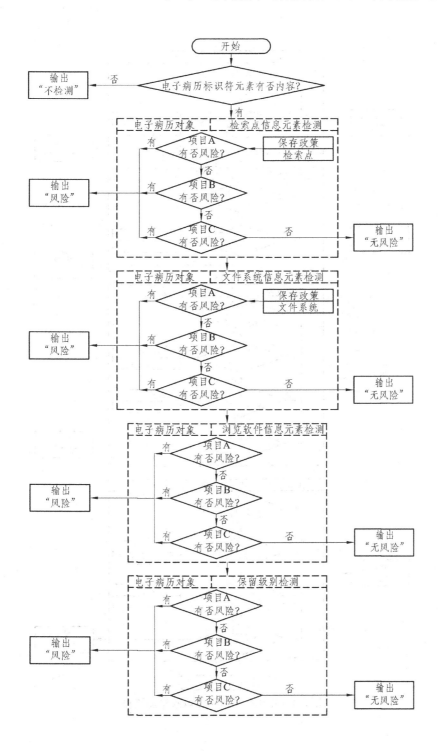

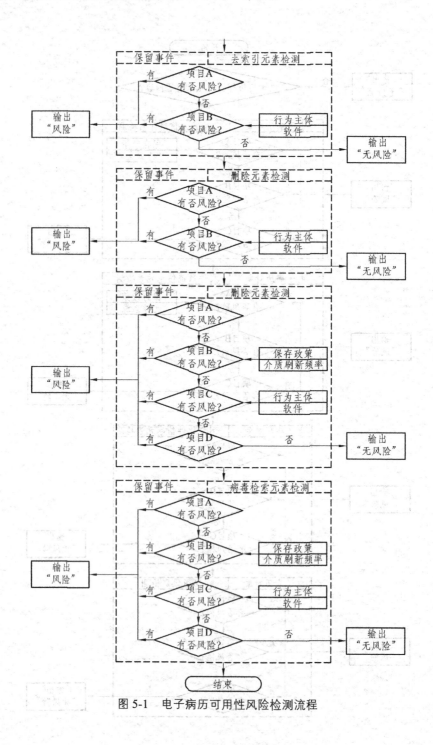

图 5-1 电子病历可用性风险检测流程

（二）检测结果

根据电子病历检测样本的特征，可进行以下三种检测。

1. 单维度检测

执行单维度检测算法，检测结果见图 5-2。

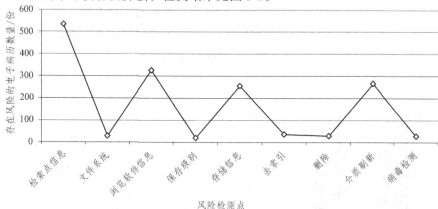

图 5-2　电子病历可用性单维度风险检测结果

从图 5-2 中可以看出，风险值较高的风险点为：检索点信息、浏览软件信息、存储信息事件、介质刷新事件。

2. 二维度风险检测

（1）执行{时间区间，风险检测点}二维度风险检测算法，将电子病历对象的特征维度设置为"时间区间"，检测结果见图 5-3。本章部分彩图请扫二维码获取。

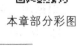

本章部分彩图

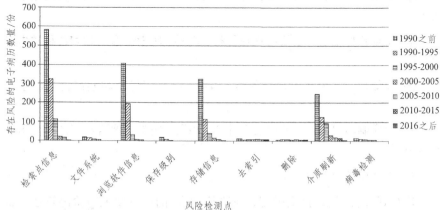

图 5-3　电子病历可用性{时间区间，风险检测点}二维度风险检测结果

根据图 5-3 检测结果的可视化图可以看出，产生风险的主要检测点有：

① 检索点信息，主要出现在 2000 年之前的电子病历中。

② 浏览软件信息，主要出现在 1995 年之前的电子病历中。

③ 存储信息，主要出现在 1995 年之前的电子病历中。

④ 介质刷新事件，主要出现在 2000 年之前的电子病历中。

（2）执行{科室类型，风险检测点}二维度风险检测算法，将电子病历对象的特征维度设置为"科室类型"，检测结果见图 5-4。

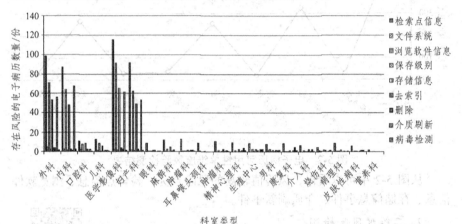

图 5-4　电子病历可用性{科室类型，风险检测点}二维度风险检测结果

根据图 5-4 检测结果的可视化图可以看出，产生风险的主要检测点有：

① 检索点信息，主要出现在外科、内科、医学影像科和妇产科的电子病历中。

② 浏览软件信息，主要出现在外科、内科、医学影像科和妇产科的电子病历中。

③ 存储信息，主要出现在外科、内科、医学影像科和妇产科的电子病历中。

④ 介质刷新事件，主要出现在外科、内科、医学影像科和妇产科的电子病历中。

3. 三维度风险检测

执行{时间区间，科室类型，风险检测点}的三维度风险检测算法。执行三维度风险检测算法，将电子病历对象的特征维度设置为"时间区间"和

"科室类型"，由于检测结果的可视化图过大，将其分解为四部分，见图5-5。

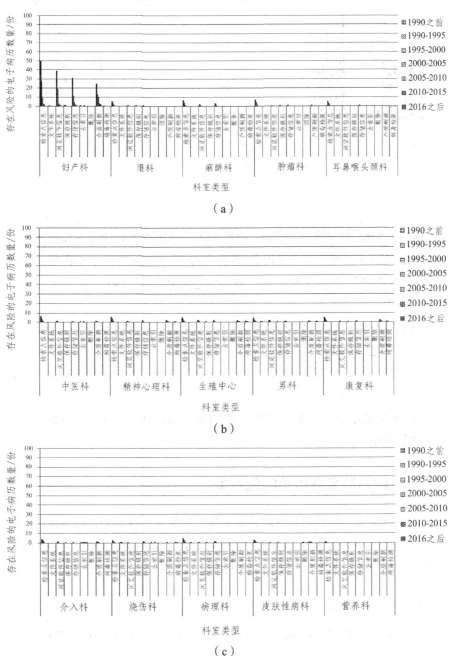

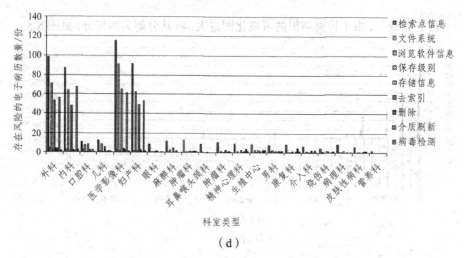

（d）

图 5-5　电子病历可用性{时间区间，科室类型，风险检测点}三维度风险检测结果

根据图 5-5 检测结果的可视化图可以看出，产生风险的主要检测点有：

① 检索点信息，主要出现在 2000 年之前的外科、内科、医学影像科和妇产科的电子病历中。

② 浏览软件信息，主要出现在 1995 年之前的外科、内科、医学影像科和妇产科的电子病历中。

③ 存储信息，主要出现在 1995 年之前的外科、内科、医学影像科和妇产科的电子病历中。

④ 介质刷新事件，主要出现在 2000 年之前的外科、内科、医学影像科和妇产科的电子病历中。

三、试验结果分析及防范对策

电子病历保存的可用性风险检测结果受检测维度的影响，检测维度设置得越多，检测结果越准确，检测出的产生可用性风险的电子病历对象的集合更具体。根据前文的检测结果，可用性风险主要存在于以下四个风险点。

（一）检索点信息

检索点信息检测点的风险主要分布在 2000 年之前的外科、内科、医学影像科和妇产科等科室的电子病历中。可能的原因是 2000 年之前的大部分电子病历都是通过数字转化形成，大部分通过扫描直接生成图片进行存储，因此检索点的相关信息就需要人工赋值，导致部分电子病历的检索点未被赋值或赋值错误。而上述四个科室在早期就已经是医院的主要科室，患者数量相对其他科室巨大，这就进一步造成了该检测点风险值的提高。降低和规避该风险的方法是对这几个科室的电子病历对象进行集中筛查，核对并完善检索点的赋值内容。

（二）浏览软件信息

浏览软件信息检测点的风险主要分布在 1995 年之前的外科、内科、医学影像科和妇产科等科室的电子病历中。可能的原因是 1995 年之前的大部分电子病历都是由扫描生成，在当时这部分电子病历的浏览大都需要特定的浏览软件。随着科学技术的不断发展，浏览软件也不断地更新换代，可能由于当时的重视程度不够而导致没有详细记录浏览软件信息，也可能由于当时的扫描技术所限，致使一些电子病历的浏览效果欠佳，甚至有些老旧的电子病历无法浏览。降低和规避该风险的方法是核对在该检测点检测出风险的电子病历，补充完善其浏览软件信息。如果是浏览效果欠佳，需利用目前的计算机技术寻求最佳浏览软件并记录详细的浏览软件信息。如果无法浏览，则需找到原始病历，重新对其进行数字化处理，并详细记录该检测点信息。

（三）存储信息

存储信息检测点的风险主要分布在 1995 年之前的外科、内科、医学影像科和妇产科等科室的电子病历中。可能的原因是当时我国医疗机构普遍对电子病历的不够重视，对电子病历的认识也存在偏差，造成对电子病历的管理不善（如没有记录电子病历的存储介质信息、存储位置信息，或者记录不清楚、不正确）。上述几个科室在当时又是医院的主要科室，产生了大量的电子病历，因此，这种风险就出现得更多一些。降低和规避该风险的方法是对检测出的电子病历进行核查，补充完善其存储信息。

（四）介质刷新事件

介质刷新事件检测点的风险主要分布在 2000 年之前的外科、内科、医学影像科和妇产科等科室的电子病历中。可能的原因是，当时我国医疗机构对电子病历管理工作的重视程度普遍较低，在日常的医院管理活动中，没有科学的电子病历管理制度，缺少指导性的保存政策，再加上技术的局限性，很难定时对电子病历进行介质刷新，导致一些电子病历由于介质过时而不可用。降低和规避该风险的方法是对检测出的电子病历进行核查，针对已经无法浏览的电子病历，找到其原始纸质病历，重新进行数字化；同时，医院要制定并严格执行保存政策中的保存介质刷新周期。

第三节　可识别性风险检测

一、检测点设置

（一）电子病历对象方面的可识别性风险检测点

用于描述与可识别性相关的电子病历对象的属性，是可识别性风险的检测点，包括以下元数据元素：

（1）电子病历对象的标识符（Object Identifier），用于唯一识别电子病历对象的标识符号，提供从标识符角度直接识别出电子病历对象的一种方法。无论是保存系统对电子病历对象的识别，还是用户对电子病历对象的识别，最终均需要标识符定位到电子病历对象。因此，标识符是电子病历对象具有可识别性的基础元素。检测点子元素包括：标识符类型、标识符值。

检测项目：逐一检查上述两个子元素，若至少有一个元素未赋值或与保存政策中标识符的命名框架不相符，则会导致出现电子病历对象无标识符，或标识符不完整，或标识符命名错误，均在该检测点输出风险。

（2）存储位置（Storage Location），用于唯一识别电子病历对象的存储地址，包括存储的方式信息和位置信息。提供从存储地址角度直接识别电子病历对象的一种方法，通常情况下，通过程序自动分配。检测点子元素包括：存储位置类型、存储位置值。

检测项目：

① 分别检查上述两个子元素，若至少有一个元素未赋值，则无法从存储位置识别电子病历对象。

② 检查子元素"存储位置类型"与"存储位置值"的匹配性，若不匹配，如类型为绝对路径，而值为/home/web/publichTDl/index.hTDl，也无法识别数字对象。

上述两种情况均归为在该检测点上产生可识别性风险。

（3）保存策略（Preservation Strategy），依据电子病历对象的价值，保存系统为其设定的保存功能。由于各种原因（如病毒或黑客的侵袭、存储介质性能衰退、不可抗拒的自然灾害、人为或非人为的破坏）导致电子病历对象的质量下降到无法进行有效识别时，需要使用保存策略中安全备份策略（本地备份和异地备份）对电子病历对象给予恢复，从而维护电子病历对象的可识别性。检测点子元素包括：保存策略类型、保存策略级别、保存系统实现情况。

检测项目：

① 检查子元素"保存策略类型"和"保存策略级别"的内容，若至少有一个元素未赋值，则会导致无法通过备份恢复遭到破坏的电子病历对象的可识别性，或无法通过数字迁移和数字仿真恢复格式过时的电子病历对象的可识别性。

② 若子元素"保存策略类型"和"保存策略级别"均有内容，检查两个元素内容的匹配情况，若匹配不一致，如元素"保存策略类型"内容是"安全备份策略"，但元素"保存策略级别"内容是"数字迁移"；或元素"保存策略类型"内容是"有效访问策略"，而元素"保存策略级别"内容是"高"；导致保存策略无法实施，输出风险。

③ 检查子元素"保存系统实现情况"的内容，若不是"能够实现"，表明针对数字对象需求的保存策略，保存系统无法实现或不能判断能够实现。

上述三种情况均归为在该检测点出现可识别性风险。

（4）检索途径（Retrieval Path），保存系统设置的检索电子病历对象的途径，用户据此可以查找并获取所需电子病历对象。用户使用电子病历保存系统的主要方法：根据检索途径查找并获取所需电子病历对象。比如，检索系统提供的检索途径为"病案号"，用户可查找到该病案号所对应的电子病历对象，通过这一检索途径，用户可以把该病案号的电子病历对象与电子病历保存系统中的其他电子病历对象区分开来。因此，检索途径是实现电子病历对象具有可识别性的一个途径。检测点子元素包括：检索点、检索方式、电子病历标识。

检测项目：

① 检查元素"检索点"的内容，若为空，表明该电子病历对象没有检索途径。

② 若"检索点"内容不为空，检查其与保存政策中设置的"检索点"的匹配性，若不匹配，表明保存系统实际设置的检索点不包含在保存政策中。

③ 若"检索方式"子元素内容为基于索引，但"电子病历标识"子元素内容为空，则基于索引的电子病历标识没有赋值内容，用户从该检索点找不到电子病历对象。

④ 若"检索方式"子元素内容为基于索引，但"电子病历标识"子元素赋值内容出现错误，也找不到所需的电子病历对象。

上述四种情况均归为在该检测点上的出现可识别性风险。

（5）外观特征（Appearance Characteristic），指电子病历保存系统决定的对用户识别电子病历对象有重要影响的外观方面的属性。这些特征一般不作为检索途径，但在长期保存过程中不应发生改变。在电子病历对象被浏览之前，通过外观特征的描述检查其主要外观属性是否变化，可以判断电子病历对象是否具有可识别性。例如，对一个彩超图像进行数字迁移时，"清晰度"可以作为迁移所需的重要外观特征，如果经过迁移，其清晰度下降，则它的可识别度就会降低。检测点子元素包括：外观特征名称、外观特征值。

检测项目：

① 检查每对"外观特征名称"和"外观特征值"，若其中一个子元素

没有内容，要么有名称但没赋值，要么有赋值但没名称，这两种情况均不符合逻辑，说明元数据描述出现错误，导致无法检测。

② 对比每对"外观特征名称"和"外观特征值"子元素的描述值与电子病历对象的实际值的一致性，比如，图像的位元深度描述值是32位，但电子病历对象的检测值是8位，表明长期保存过程中，一些保存活动改变了图像的位元深度，可能影响电子病历对象的可识别性。

上述两种情况均归为在该检测点上出现可识别性风险。

（6）浏览软件信息（Browsing Software Information），浏览电子病历对象所需的软件，以及运行浏览软件所需环境的描述。浏览是用户使用电子病历对象的最常用、最直接的方式，若无法浏览，或浏览效果欠佳，即使电子病历对象保存完好，对用户来说也不具可识别性。检测点子元素包括：浏览软件名称、浏览软件版本、浏览软件运行环境、浏览效果。

检测项目：该检测点的检测项目与前文"电子病历对象方面的可用性风险检测点"中的检测点"浏览软件信息"的检测项目相同。

（7）重要属性（Significant Properties），影响电子病历被呈现的重要特征，在长期保存过程中应该予以及时维护以确保其不被丢失和改变。电子病历对象的重要属性可以用来衡量保存活动是否成功，还可以用于检查保存活动的实施结果，或评估保存方法的有效性。例如，电子病历保存系统对一件电子病历对象实施了一个特定的保存策略之后，该对象的重要属性值没有被有效维护，表明这项保存活动是失败的，或者所使用的保存策略不适用于此类电子病历对象。检测点子元素包括：重要属性类型、重要属性值。

检测项目：

① 检查"重要属性类型"子元素和"重要属性值"子元素，如果其中一个子元素的内容为空，将导致无法判断该电子病历对象的重要属性是否发生变化。

② 基于"重要属性类型"子元素的内容，析出电子病历对象中相应重要属性的值，与"重要属性值"子元素的描述值对比，若不相符，则重要属性值发生变化；当存在多个重要属性，若任一属性值发生改变，均导致电子病历对象的重要属性发生变化。

上述两种情况均归为在该检测点上产生风险。

在该检测过程中，最大困难在于重要属性值的析出，有些类型的值可以采用信息抽取技术析出，但有些类型的值无法使用现阶段的信息抽取技术析出，如果这类值非常重要，需要人工识别。当然，随着信息抽取技术的发展，完全实现自动抽取在未来应该是可行的。

（二）保存事件方面的可识别性风险检测点

在电子病历长期保存过程中，影响电子病历对象可识别性的保存活动信息，是可识别性风险的保存事件方面的检测点。包括以下几点：

（1）去索引（Deaccession），删除电子病历对象的所有检索点信息。该事件的执行结果，虽然不影响电子病历对象在存储系统中的存在性和存储的位置，但用户无法通过检索点找到该电子病历对象。此时对用户来说，这些电子病历对象不具有可识别性。检测点子元素包括：去索引事件标识符、去索引事件关联电子病历对象标识符、去索引事件关联行为主体标识符、去索引事件执行日期、去索引事件执行结果信息。

检测项目：该检测点的检测项目与前文"保存事件方面的可用性风险检测点"中的检测点"去索引"的检测项目相同。

（2）数字迁移（Digital migration），将格式过时的电子病历对象迁移到新格式的一种保存活动。目的在于用户可以通过当前的浏览工具浏览电子病历。通过执行该事件可以使格式过时的电子病历对象恢复可识别性。但准确率要符合保存政策中的相关要求，否则即使执行了该事件，依然有产生可识别性风险的可能。检测点子元素包括：迁移事件标识符、迁移事件关联电子病历对象标识符、迁移事件关联行为主体标识符、迁移事件执行日期、迁移事件执行结果信息。

检测项目：

① 检查"迁移事件执行结果信息"子元素中"事件执行结果"内容是否为"部分成功"或"失败"，若是，过时格式的电子病历对象未被成功迁移，仍不具有可识别性。

② 检查"迁移事件执行结果信息"子元素中"事件执行结果"内容，

若为"成功";再判断迁移准确率是否小于保存政策中规定的基准准确率,若是,迁移生成的电子病历对象内容丢失过多,从而影响其可识别性。

③ 判断迁移后的电子病历对象是否建立与关联其呈现所需的新环境信息,若否,迁移后的电子病历对象因缺失环境信息导致可能无法有效呈现,从而影响其可识别性。

④ 检查"迁移事件关联行为主体标识符"子元素内容,若为空,缺少行为主体的关联,即使迁移事件已执行,无法找到执行的软件,存在迁移软件功能欠佳的可能,导致电子病历对象的迁移质量可能降低。

上述四种情况均归为在该检测点上产生可识别性风险。

(3)病毒检测(Virus Detection),根据保存政策进行病毒检测的操作。一般情况下,病毒检测的操作对象是一个存储介质上保存的所有电子病历对象。如果电子病历对象感染病毒,则可能遭到破坏或不能正常读取,导致可能无法浏览或浏览存在瑕疵,影响其可识别性。检测点子元素包括:病毒检测事件标识符、病毒检测事件关联电子病历对象标识符、病毒检测事件关联行为主体标识符、病毒检测事件执行日期、病毒检测事件执行结果信息。

检测项目:该检测点的检测项目与前文"保存事件方面的可用性风险检测点"中的检测点"病毒检测"的检测项目相同。

(4)介质刷新(Storage Medium Refresh),根据保存政策设置的介质刷新频率,使用介质刷新工具对电子病历对象的存储介质实施刷新的保存活动。目的在于及时发现并处理存储在介质异常中的电子病历对象,防止这些电子病历对象失去可识别性。但是,刷新周期应符合保存政策的规定,否则存储在保存介质中的电子病历对象的可识别性可能会降低,输出风险。检测点子元素包括:保存介质刷新事件标识符、保存介质刷新事件关联电子病历对象标识符、保存介质刷新事件关联行为主体标识符、保存介质刷新事件执行日期、保存介质刷新事件执行结果信息。

检测项目:该检测点的检测项目与前文"保存事件方面的可用性风险检测点"中的检测点"介质刷新"的检测项目相同。

（三）保存政策方面的可识别性风险检测点

保存政策方面的可识别性风险检测点主要用于医疗机构保存电子病历相关操作的指标设置。这类检测点不直接用于风险检测，而是为可识别性相关风险检测点的检测提供依据。该检测点可分为三类：一是为数字对象方面的可识别性风险检测服务，如电子病历类型及其检索途径的界定（用于"检索途径"）；二是为保存事件方面的可识别性风险检测服务，如数字迁移准确率的设置（用于"数字迁移"保存事件）、病毒检测频率的设置（用于"病毒检测"保存事件）、介质刷新周期的设置（用于"介质刷新"保存事件）；三是为检测点子元素内容赋值的界定服务，如安全备份政策（用于"保存策略"）。

（四）行为主体方面的可识别性风险检测点

行为主体方面的可识别性风险检测点用于描述产生电子病历对象可识别性风险的保存事件的执行者特征和属性信息。该检测点不作为可用性风险检测的实际检测点，而是为保存事件方面的可用性风险检测点的检测提供依据。针对保存事件方面的可识别性风险检测点的四个检测点，它们的执行者都是软件，用于识别可识别性风险保存事件"去索引""数字迁移""病毒检测"和"介质刷新"的实施者。检测点子元素：软件标识符、软件名称、软件版本、关联保存事件标识符。

二、检测试验

（一）检测流程图

基于单风险检测算法，根据可识别性风险检测点的各个检测项目，设计电子病历可识别性风险检测的流程图，如图 5-6 所示。

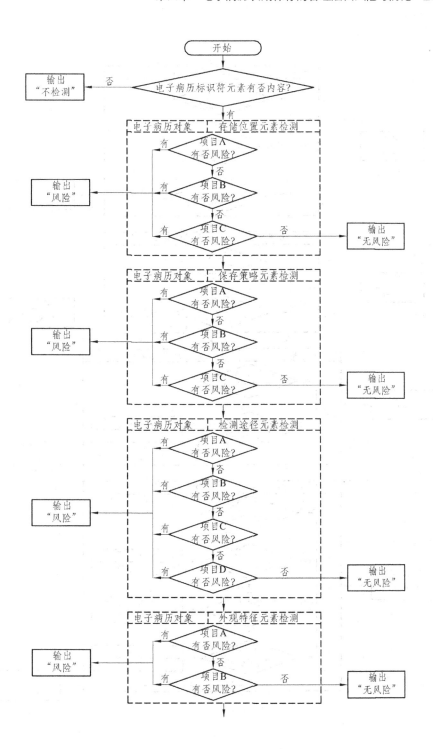

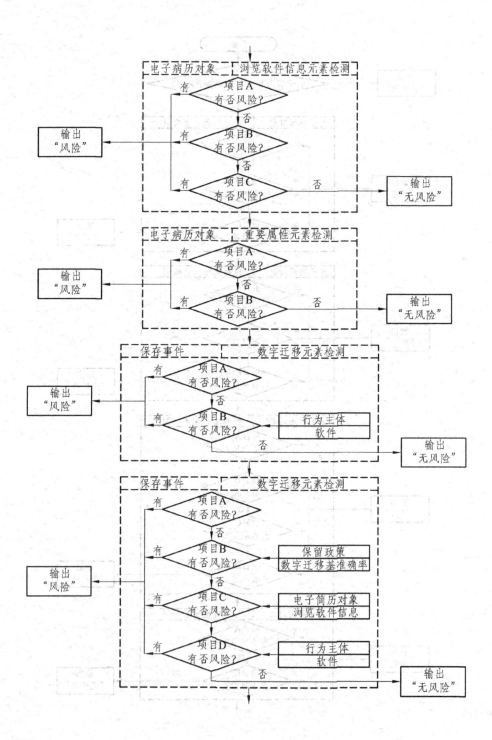

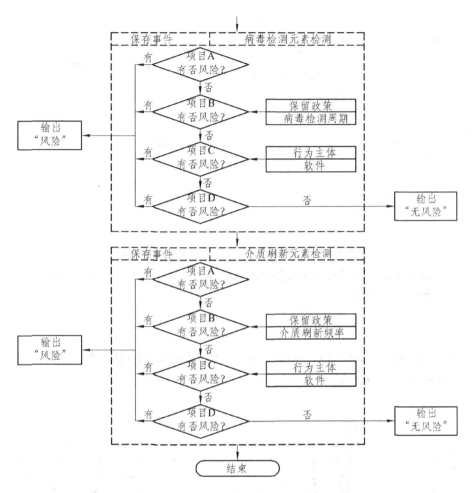

图 5-6 电子病历可识别性风险检测流程

（二）检测结果

根据检测样本的特征，可以进行以下三种维度的检测。

1. 单维度风险检测

执行单维度检测算法，检测结果见图 5-7。

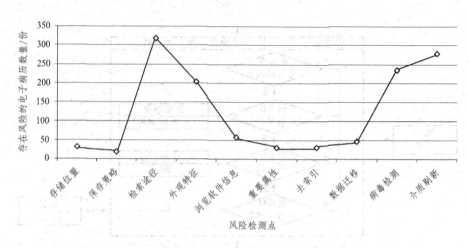

图 5-7　电子病历可识别性单维度风险检测结果

从图 5-7 中可以看出风险值较高的检测点为：检索途径、外观特征、病毒检测、介质刷新。

2. 二维度风险检测

（1）执行{时间区间，风险检测点}二维度风险检测算法，将电子病历对象的特征维度设置为"时间区间"，检测结果见图 5-8。

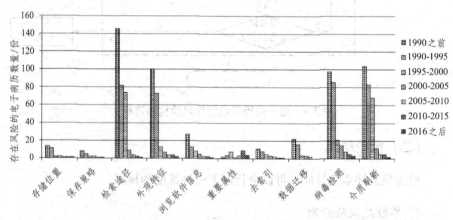

图 5-8　电子病历可识别性{时间区间，风险检测点}二维度风险检测结果

根据图 5-8 检测结果的可视化图可以看出，产生风险的主要检测点有：

① 检索途径，主要出现在 2000 年之前的电子病历中。

② 外观特征，主要出现在 1995 年之前的电子病历中。

③ 病毒检测事件，主要出现在 1995 年之前的电子病历中。

④ 介质刷新事件，主要出现在 2000 年之前的电子病历中。

（2）执行{科室类型，风险检测点}二维度风险检测算法，将电子病历对象的特征维度设置为"科室类型"，检测结果见图 5-9。

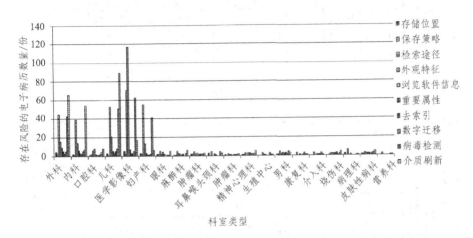

图 5-9　电子病历可识别性{科室类型，风险检测点}二维度风险检测结果

根据图 5-9 检测结果的可视化图可以看出，产生风险的主要检测点有：

① 检索途径，主要出现在外科、内科、儿科、医学影像科和妇产科的电子病历中。

② 外观特征，主要出现在医学影像科的电子病历中。

③ 病毒检测事件，主要出现在外科、儿科、医学影像科和妇产科的电子病历中。

④ 介质刷新事件，主要出现在外科、内科和医学影像科的电子病历中。

3. 三维度风险检测

执行{时间区间，科室类型，风险检测点}三维度风险检测算法，将电子病历对象的特征维度设置为"时间区间"和"科室类型"，由于检测结果的可视化图过大，将其分解为四部分，见图 5-10。

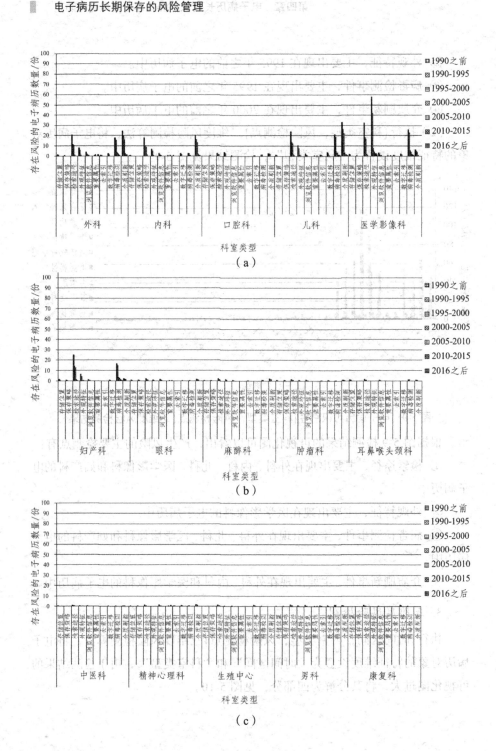

（a）

（b）

（c）

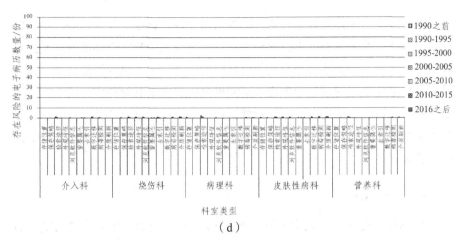

（d）

图 5-10　电子病历可识别性{时间区间，科室类型，风险检测点}三维度风险检测结果

根据图 5-10 检测结果的可视化图可以看出，产生风险的主要检测点有：

① 检索途径，主要出现在 2000 年之前的外科、内科、儿科、医学影像科和妇产科等科室的电子病历中。

② 外观特征，主要出现在 1995 年之前的医学影像科的电子病历中。

③ 病毒检测事件，主要出现在 2000 年之前的外科、内科和医学影像科等科室的电子病历中。

④ 介质刷新事件，主要出现在 2000 年以前的外科、内科、医学影像科和妇产科等科室的电子病历中。

三、试验结果分析及防范对策

电子病历保存的可识别性风险检测结果受检测维度的影响，检测维度设置得越多，检测结果越准确，检测出的产生可识别性风险的电子病历对象的集合更具体。根据前文的检测结果，可识别性风险主要产生于以下四个风险检测点。

（一）检索途径

检索途径检测点的风险主要分布在 2000 年之前的外科、内科、儿科、医学影像科和妇产科等科室的电子病历中。可能的原因是 2000 年之前的大部分电子病历都是通过数字转化形成，通过扫描直接生成图片进行存储，检索途径大都需要人工设置且没有统一的检索途径设置标准；甚至还有一些老旧的电子病历仅给予标引，不设置检索途径。上述五个科室在早期就已经是医院的主要科室，患者数量相对其他科室巨大，产生了大量的纸质病历，在对其进行数字化处理的过程中出现纰漏的概率也远大于其他科室，进一步造成了该检测点风险值的提高。降低和规避该风险的方法是对这几个科室的电子病历对象进行集中筛查，核实并补充标引内容，必要的时候可以增加合适的检索途径。

（二）外观特征

外观特征检测点的风险主要分布在 1995 年之前的医学影像科的电子病历中。可能的原因是 1995 年之前的大部分电子病历都是由扫描生成，而对于医学影像科，其产生的电子病历大都是以图片或者影像的形式进行存储，受限于早期的技术，大部分电子病历质量较差，且对其外观特征的描述依赖人工完成，随着技术的发展，使用目前的浏览设备可能无法完好呈现这部分电子病历。降低和规避该风险的方法是核查在该检测点检测出风险的电子病历，核实标引结果，使标引结果与电子病历对象的实际情况相一致。

（三）病毒检测事件

病毒检测事件检测点的风险主要分布在 2000 年之前的外科、内科和医学影像科等科室的电子病历中。可能的原因是医院对老旧电子病历的重视程度不够高，上述几个科室又是医院的主要科室，产生大量的电子病历，可能对 1995 年之前的老旧电子病历没有执行周期性的病毒检测。降低和规避该风险的方法是完善电子病历保存政策，各科室要严格按照保存政策执行病毒检测事件。

（四）介质刷新事件

介质刷新事件检测点的风险主要分布在 2000 年之前的外科、内科、医学影像科和妇产科等科室的电子病历中。可能的原因与上文"病毒检测事件"的原因相同，都是由于重视程度不够，没有执行相应的介质刷新事件。降低和规避该风险的方法是完善电子病历保存政策，各科室严格按照保存政策执行周期性的介质刷新事件。

第四节　持续完整性风险检测

一、检测点设置

（一）电子病历对象方面的持续完整性风险检测点

用于描述与持续完整性相关的电子病历对象的属性，是持续完整性风险的检测点。这类元数据元素有：

（1）电子病历对象标识符（Object Identifier），电子病历对象被赋予的唯一标识符，以供检索和发现。若该元素值为空，无法识别数字对象，也无法进行持续完整性检测。因此，该元素并不是持续完整性风险检测的检测点，而是实施该检测的前提。

（2）固定性信息（Fixity Information），验证电子病历对象在长期保存过程中是否被改变的所需信息。对电子病历对象进行固定性检查，通过计算对比信息摘要可以判断电子病历对象在保存过程中是否发生了改变。因此，固定性信息是检测电子病历对象持续完整性风险的最直接方法。检测点子元素包括：信息摘要算法、信息摘要、信息摘要创建者。

检测项目：

① 检查"信息摘要算法"子元素内容，若为空，则无法计算新的信息摘要，也无法判断电子病历对象是否改变。

② 检查"信息摘要"子元素内容，若为空，则基于原始算法计算出的新信息摘要缺少对比对象，也无法判断电子病历对象是否改变。

③ 基于原始算法计算出的新信息摘要与原始信息摘要比较，若不同，电子病历对象发生改变。

上述三种情况均归为在该检测点上产生风险。

（3）电子病历大小（Size），电子病历对象存储的字节数量。在长期保存过程中，如果电子病历对象的体积大小发生变化，可以断定电子病历对象比特流发生了改变，电子病历对象不再持续完整。但是，如果电子病历对象的体积大小未发生变化，也不能确保电子病历对象没有发生改变，所以对该检测点的检测仅作为无风险处理，且检测结果可能存在一定误差。检测点子元素包括：计量单位、计量值。

检测项目：

① 将电子病历对象大小的检测值与该元素的描述值比较，若不相等，电子病历对象发生变化。

② 若"计量值"子元素内容为空，电子病历对象大小的检测值缺少对比对象，无法判断电子病历对象是否改变。

上述两种情况均归为在该检测点上产生风险。

（4）保存级别（Preservation Level），描述针对一件电子病历对象实施相应保存功能的保存决策信息，以及实施这些保存功能所需的保存环境信息。在一个电子病历保存系统中，不同的保存级别对电子病历对象实施的保存功能不同。比如，一类电子病历对象的"保存级别类型"为"比特保存"，"保存级别值"为"高"，那么当该类电子病历对象的比特流遭到破坏时，对其进行完全恢复的可能性就很高。检测点子元素包括：保存级别类型、保存级别值、保存级别的胜任状态、保存级别的赋值原因、保存级别指定日期。

检测项目：该检测点的检测项目与前文"保存事件方面的可用性风险检测点"中的检测点"保存级别"的检测项目相同。该元素的检测结果属于间接相关风险。

（5）存储位置（Storage Location），电子病历保存系统为电子病历对象分配的存储定位，包括存储的方式信息和位置信息，通常情况下，通过程序自动分配。如果一件电子病历对象只有一个存储位置，一旦其比特流被破坏，则无法恢复，此时可能产生持续完整性风险。检测点子元素包括：存储位置类型、存储位置值。

检测项目：

① 若上述任一子元素的内容为空，即使电子病历对象的唯一标识符存在，也无法获取具体的电子病历对象，此时无法对电子病历对象进行检测。

② 比较"存储位置类型"和"存储位置值"两个子元素的配对描述个数与保存级别中要求的电子病历对象备份数量是否相符，若不同，则可判定

该电子病历对象在该检测点上存在风险。

③ 检查"存储位置类型"和"存储位置值"两个子元素的配对描述个数，若为一个，电子病历对象比特流遭到破坏时，无法恢复。上述三种情况均归为在该检测点上产生风险。

（6）存储介质（Storage Mediun），是存储电子病历对象的物理载体。电子病历作为信息资源的一种，具有载体依附性，它所依附的载体都是数字化介质。这类介质存在以下几个缺陷：一是使用寿命较短，将会导致存储内容的自然损失；二是易受外界因素影响，将会导致其稳定性下降，致使存储内容的损伤；三是易受黑客攻击和恶意软件、病毒侵害，导致存储内容的破坏。上述三种情况均会破坏存储在其中的电子病历对象的持续完整性。检测点子元素包括：产品类型、产品名称、生产厂家、生产日期。

检测项目：

① 根据保存政策中存储介质的使用寿命，检查"生产日期"子元素内容，判断电子病历对象的存储介质是否过期，多个存储介质时应分别判断，若过期，保存的电子病历对象比特流可能因为介质自然退化而遭到损坏，无法被完整浏览。

② 判断"产品类型"和"产品名称"两个子元素的描述值是否为空，若为空，无法识别电子病历对象的存储介质，也就难以判断保存的电子病历对象比特流是否遭到破坏。

上述两种情况均归为在该检测点上产生风险。

（二）保存事件方面的持续完整性风险检测点

保存事件方面的持续完整性风险检测点用于描述影响电子病历对象持续完整性的保存操作方面信息。主要检查保存事件执行与否、执行结果、执行过程和执行周期等四个方面。这类检测点有：

（1）固定性检查（Fixity Check），根据保存政策对电子病历对象进行固定性检查的操作，可以及时发现电子病历对象的比特流是否改变。若不执行该事件，或执行周期不符合保存政策的要求，都会导致比特流的改变不能及时发现，产生无法修补的可能，致使电子病历对象不再持续完整。检测点子元素包括：固定性检查事件标识符、固定性检查事件关联电子病历对象标识符、固定性检查事件关联行为主体标识符、固定性检查事件执行日期、固定性检查事件执行结果信息。

检测项目：

① 检查"固定性检查事件标识符"子元素内容，若为空，该事件没有执行，电子病历对象比特流在长期保存过程中发生改变，无法及时发现，也无法及时修补，最终导致电子病历对象不再具有持续性完整性。

② 检查"固定性检查事件标识符"子元素内容，若不为空，根据"固定性检查事件执行日期"子元素内容判断执行周期是否符合保存政策的要求，当前者大于后者的规定时，可能导致电子病历对象的改变累积超过保存政策的要求，产生持续完整性风险。

③ 检查"固定性检查事件关联行为主体标识符"子元素内容，若为空，即使固定性检查事件已执行，无法找到执行的检查软件，存在固定性检查质量欠佳的可能，电子病历对象可能存在持续完整性风险。

④ 检查"固定性检查事件执行结果信息"的内容，若检查动作失败或检查结果为电子病历对象的比特流遭到破坏，电子病历对象可能存在持续完整性风险。

上述四种情况均归为在该检测点上产生风险。

（2）介质刷新（Storage Medium Refresh），根据保存政策的要求，对电子病历对象保存的介质进行刷新的操作。如果存储电子病历对象的存储介质损坏或者过期，电子病历对象比特流可能发生变化，导致电子病历对象可能无法正常读取，或读取结果存在瑕疵，影响其持续完整性。实施介质刷新事件，可以及时发现存储介质的质量缺陷，采取有效措施进行规避，甚至实施介质迁移，可以保持数字对象的完整性。检测点子元素包括：保存介质刷新事件标识符、保存介质刷新事件关联电子病历对象标识符、保存介质刷新事件关联行为主体标识符、保存介质刷新事件执行日期、保存介质刷新事件执行结果信息。

检测项目：该检测点的检测项目与前文"保存事件方面的可用性风险检测点"中的检测点"介质刷新"的检测项目相同。

（3）病毒检测（Virus Detection），根据保存政策进行病毒检测的操作。如果电子病历对象感染病毒，其比特流可能遭到破坏，导致其无法被获取使用。根据保存政策的要求实施病毒检测事件，可以及时发现感染病毒的电子病历对象，采取有效措施消除病毒可能造成的破坏，从而保持电子病历对象的完整性。检测点子元素包括：病毒检测事件标识符、病毒检测事件关联电子病历对象标识符、病毒检测事件关联行为主体标识符、病毒检测事件执行日期、病毒检测事件执行结果信息。

检测项目：该检测点的检测项目与前文"保存事件方面的可用性风险检测点"中的检测点"病毒检测"的检测项目相同。

（三）保存政策方面的持续完整性风险检测点

保存政策方面的持续完整性风险检测点主要是电子病历保存活动相关操作的指标设置。这类检测点不直接用于风险检测，而是为相关风险检测点的检测提供依据。该检测点分为两类：一是电子病历保存系统对保存事件实施规则的描述信息，有介质刷新频率（用于"介质刷新"事件）、固定性检查周期（用于"固定性检查"事件）、病毒检测周期的设置（用于"病毒检测"事件）；二是保存系统对电子病历对象的持续完整性判断指标的描述，有存储介质的使用寿命（用于"存储介质"）。

（四）行为主体方面的持续完整性风险检测点

行为主体方面的持续完整性风险检测点用于描述使电子病历对象产生持续完整性风险的保存事件的执行者特征和属性信息。该类检测点不直接用于电子病历的持续完整性风险检测，而是为保存事件方面的持续完整性风险检测点的检测提供依据。保存事件方面的持续完整性风险检测点有三个，它们的执行者都是软件。该类检测点可用于识别持续完整性风险保存事件"固定性检查""介质刷新"和"病毒检测"的实施者。检测点子元素包括：软件标识符、软件名称、软件版本、关联保存事件标识符。

二、检测试验

（一）检测流程图

基于单风险检测算法，根据持续完整性风险检测点的各个检测项目，设计电子病历持续完整性风险检测的流程图，如图 5-11 所示。

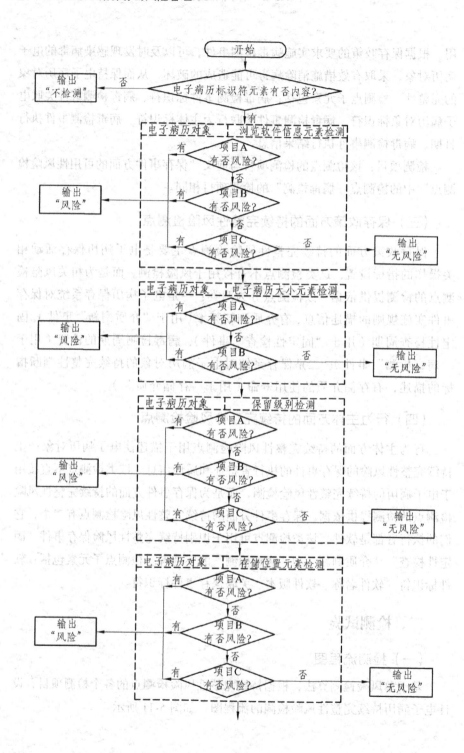

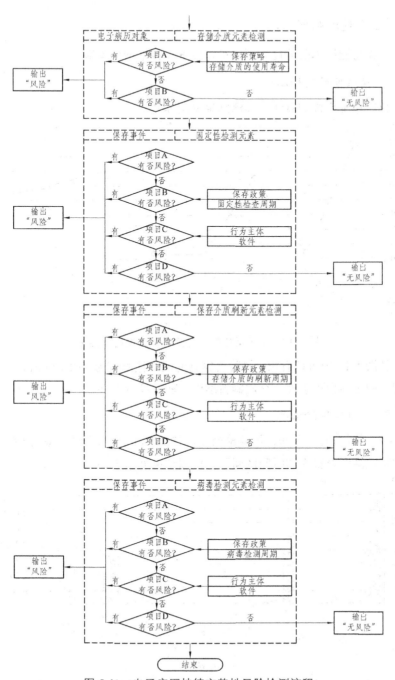

图 5-11 电子病历持续完整性风险检测流程

（二）检测结果

根据检测样本的特征，可以进行以下三种维度的检测。

1. 单维度风险检测

执行单维度检测算法，检测结果见图 5-12。

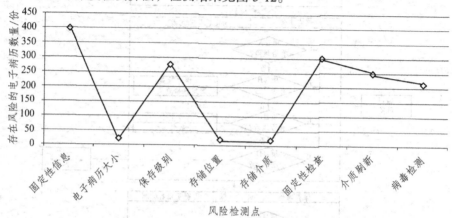

图 5-12 电子病历持续完整性单维度检测结果

从图 5-12 中可以看出，风险值较高的风险检测点为：固定性信息、保存级别、固定性检查事件、介质刷新事件、病毒检测事件。

2. 二维度风险检测

（1）执行{时间区间，风险检测点}二维度风险检测算法，将电子病历对象的特征维度设置为"时间区间"，检测结果见图 5-13。

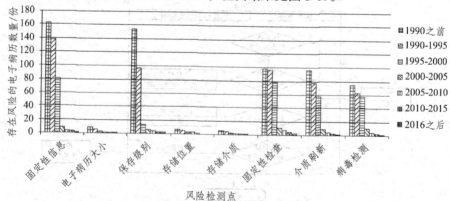

图 5-13 电子病历持续完整性{时间区间，风险检测点}二维度风险检测

根据检测结果的可视化图，产生风险的主要检测点有：

① 固定性信息，主要出现在 2000 年之前的电子病历中。

② 保存级别，主要出现在 1995 年之前的电子病历中。

③ 固定性检查事件，主要出现在 2000 年之前的电子病历中。

④ 介质刷新事件，主要出现在 2000 年之前的电子病历中。

⑤ 病毒检测事件，主要出现在 2000 年之前的电子病历中。

（2）执行{科室类型，风险检测点}二维度风险检测算法，将电子病历对象的特征维度设置为"科室类型"，检测结果见图 5-14。

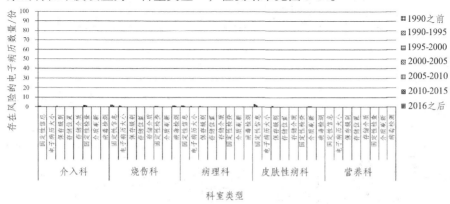

图 5-14 电子病历持续完整性{科室类型，风险检测点}二维度风险检测结果

根据图 5-14 检测结果的可视化图可以看出，产生风险的主要检测点有：

① 固定性信息，主要出现在外科、内科、儿科和妇产科等科室的电子病历中。

② 保存级别，主要出现在外科、内科、儿科、医学影像科和妇产科等科室的电子病历中。

③ 固定性检查事件，主要出现在外科、内科、儿科、医学影像科和妇产科等科室的电子病历中。

④ 介质刷新事件，主要出现在外科、医学影像科和妇产科等科室的电子病历中。

⑤ 病毒检测事件，主要出现在外科、儿科、医学影像科和妇产科等科室的电子病历中。

3. 三维度风险检测

执行{时间区间，科室类型，风险检测点}三维度风险检测算法，将电子病历对象的特征维度设置为"时间区间"和"科室类型"，由于检测结果的可视化图过大，将其分解为四部分，见图 5-15。

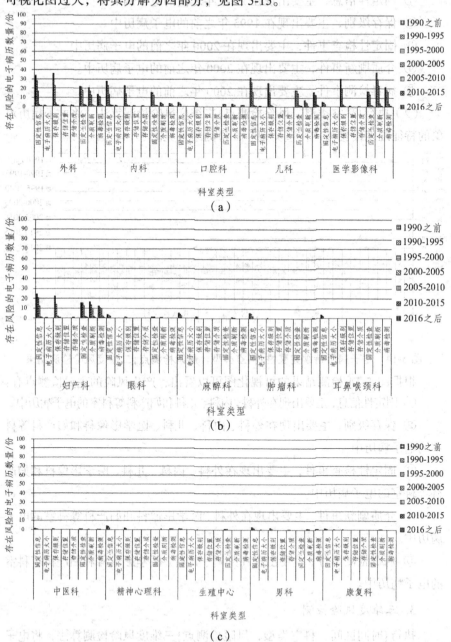

（a）

（b）

（c）

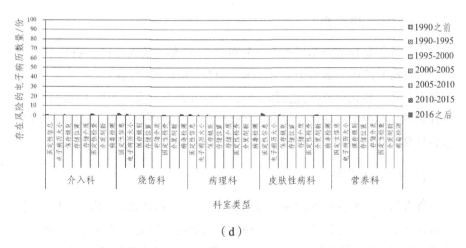

（d）

图 5-15　电子病历持续完整性{时间区间，科室类型，风险检测点}三维度风险检测结果

根据检测结果的可视化图，产生风险的主要检测点有：

① 固定性信息，主要出现在 2000 年之前的外科、内科、儿科和妇产科等科室的电子病历中。

② 保存级别，主要出现在 1995 年之前的外科、内科、儿科、医学影像科和妇产科等科室的电子病历中。

③ 固定性检查事件，主要出现在 2000 年之前的外科、内科、儿科、医学影像科和妇产科等科室的电子病历中。

④ 介质刷新事件，主要出现在 2000 年之前的外科、医学影像科和妇产科等科室的电子病历中。

⑤ 病毒检测事件，主要出现在 2000 年之前的外科、儿科、医学影像科和妇产科等科室的电子病历中。

三、试验结果分析与防范对策

电子病历保存的持续完整性风险检测结果受检测维度的影响，检测维度设置得越多，检测结果越准确，检测出的产生持续完整性风险的电子病历对象的集合更具体。根据前文的检测结果，持续完整性风险主要存在于以下五个风险点。

（一）固定性信息

固定性信息检测点的风险主要分布在 2000 年之前的外科、内科、儿科和妇产科等科室的电子病历中。可能的原因是 2000 年之前的大部分电子病历都是通过数字转化形成并直接保存的，当时并没有对保存的电子病历进行摘要计算的保存政策。降低和规避该风险的方法是对检测出的这部分电子病历重新计算其信息摘要，并将信息摘要值记录在相应的固定性信息中。

（二）保存级别

保存级别检测点的风险主要分布在 1995 年之前的外科、内科、儿科、医学影像科和妇产科等科室的电子病历中。可能的原因是这部分电子病历不符合相对应的保存级别要求。如，我国施行的《电子病历应用管理规范（实行）》中规定：门（急）诊电子病历由医疗机构保管的，保存时间自患者最后一次就诊之日起不少于 15 年；住院电子病历时间自患者最后一次出院之日起不少于 30 年。但对于早期的电子病历，医院并不会投入大量的成本来进行保存，因此往往达不到相应的保存级别要求。降低和规避该风险的方法只能是针对这部分电子病历，加大资金投入，完善保存环境，提高保存条件，满足相应的保存需求。

（三）固定性检查事件

固定性检查事件检测点的风险主要分布在 2000 年之前的外科、内科、儿科、医学影像科和妇产科等科室的电子病历中。可能的原因是医院各科室普遍对老旧电子病历的重视程度不够高，上述几个科室又是医院的主要科室，产生大量的电子病历，固定性检查的工作量较高，因此可能会造成一部分电子病历的固定性检查出现错误或漏检。降低和规避该风险的方法是完善电子病历保存政策，加大对电子病历保存工作的人力、物力投入，各科室要严格按照保存政策执行固定性检查事件，医院也应该有相应的监督措施。

（四）介质刷新事件

介质刷新事件检测点的风险主要分布在 2000 年之前的外科、医学影像科和妇产科等科室的电子病历中。可能的原因与前文"固定性检查事件"原因相同。降低和规避该风险的方法是完善电子病历保存政策，各科室严格按照保存政策执行周期性的介质刷新事件，并由医院成立专门的电子病历管理委员会进行监督。

（五）病毒检测事件

病毒检测事件检测点的风险主要分布在 2000 年之前的外科、儿科、医学影像科和妇产科等科室的电子病历中。可能的原因与前文"固定性检查事件"的原因相同。降低和规避该风险的方法是完善电子病历保存政策，各科室严格按照保存政策执行周期性的病毒检测事件，并由医院成立专门的电子病历管理委员会进行监督。

第五节　真实性风险检测

一、检测点设置

（一）电子病历对象方面的真实性风险检测点

用于描述与真实性相关的电子病历对象的属性，是真实性风险的检测点。这类检测点有：

（1）电子病历对象标识符（Object Identifier），电子病历对象被赋予的唯一标识符，用于电子病历对象的检索和发现。通过电子病历对象标识符，电子病历保存系统才能识别出电子病历对象，进而判断其长期保存过程中是否发生了改变，这些改变是否被授权，这些改变及其授权依据是否被详细记录。因此，唯一标识符是实现电子病历对象真实性的基础与前提，不作为检测点。

（2）修改历史信息（Modification History Information），用于记录在长期保存过程中电子病历保存系统对电子病历对象的每次授权修改事项。根据真实性的含义，如果电子病历对象的修改既有授权依据，又有详细记载，那么，电子病历对象仍是真实的。但是，如果修改依据记录缺失，电子病历对象就失去了真实性。所以，修改历史信息的详细记录与否是判断电子病历对象真实性的一个重要依据。检测点子元素包括：修改时间、信息摘要算法、信息摘要值、授权修改依据。

检测项目：将修改活动按照"修改时间"子元素值从小到大排序，之后，进行下述项目的检测。

① 比较第一次修改时子元素"信息摘要值"的内容与子元素"信息摘要"中记录的原始电子病历对象的信息摘要值，若不同，则电子病历对象在第一次修改前就已经发生了未记录的改变。

② 逐次比较相邻两次修改点之间电子病历对象的子元素"信息摘要值"的内容，若不同，电子病历对象在该两次修改点之间发生了未记录的改变。

③ 计算电子病历对象的信息摘要值，并与最后修改节点的"信息摘要值"子元素内容对比，若不同，表明电子病历对象在最后修改节点以后发生了未记录的改变。

上述三种情况均归为在该检测点上产生风险。

（3）描述信息（Description Information），用于描述电子病历对象的特征，包括外部特征和内容特征两类，这两类特征中的任何一个特征值发生变化，都可能会影响电子病历对象的真实性。检测点子元素包括：描述信息的类型、描述信息名称、描述信息的值。

检测项目：

① 检查"描述信息的类型""描述信息名称""描述信息的值"三个子元素内容，若其中至少有一个元素的内容为空，则会导致检测的电子病历对象特征值缺乏对比基准，无法进行该风险点的真实性检测。

② 针对上述每项描述信息，析出电子病历对象中的对应内容，对比描述信息与析出值，若两者相符，该项描述信息没有发生改变，否则，发生了改变。根据真实性的含义，只要有一项描述信息的值发生了变化，电子病历对象就不具真实性。

上述两种情况均归为在该检测点上产生风险。

（4）电子病历大小（Size），指电子病历对象的存储字节数量。如果电子病历对象的检测值与该检测点的描述值不相等，可以判断电子病历对象发生了改变，并由此可以推理出电子病历对象不再完全真实。但是，如果电子病历对象的检测值与该检测点的描述值相等，也不能确保电子病历对象没有发生改变，为简便起见，本书仅作为无风险处理。因此，该风险点的检测结果具有一定误差，遗漏了"虽然电子病历对象大小没有改变，但内容发生变化"的情况。检测点子元素包括：计量单位、计量值。

检测项目：检测点的检测项目与前文"电子病历对象方面的持续完整性风险检测点"中的检测点"电子病历大小"的检测项目相同。

（5）存储介质（Storage Medium），是存储电子病历对象的物理载体，电子病历作为信息资源的一种，具有载体依附性，它所依附的载体都是数字化介质。这类介质存在以下几个缺陷：一是使用寿命较短，将会导致存储内容的自然损失；二是易受外界因素影响，将会导致其稳定性下降，致使存储内容的损伤；三是易受黑客攻击和恶意软件、病毒侵害，导致存储内容的破坏。上述三种情况均会破坏存储在其中的电子病历对象的持续完整性。检测点子元素包括：产品类型、产品名称、生产厂家、生产日期。

检测项目：检测点的检测项目与前文"电子病历对象方面的持续完整性风险检测点"中的检测点"存储介质"的检测项目相同。

（二）保存事件方面的真实性风险检测点

用于描述可能影响电子病历对象真实性的保存操作方面信息，是保存事件方面的真实性风险检测点。主要考察保存事件的执行与否、执行结果、执行过程和执行周期等四个方面是否影响执行的数字对象的真实性。包括以下两个方面：

（1）介质刷新（Storage Medium Refresh），根据保存政策设置的介质刷新频率，对存储电子病历对象的介质进行定期刷新的操作。如果该存储介质损坏或者过期，电子病历对象可能不能正常读取，导致无法浏览或浏览存在瑕疵，影响其真实性。因此，介质刷新需按保存政策规定实施，否则，将在该检测点上产生风险。检测点子元素包括：介质刷新事件标识符、介质刷新事件关联电子病历对象标识符、介质刷新事件关联行为主体标识符、介质刷新事件执行日期、介质刷新事件执行结果信息。

检测项目：检测点的检测项目与前文"保存事件方面的可用性风险检测点"中的检测点"介质刷新"的检测项目相同。

（2）病毒检测（Virus Detection），根据保存政策对电子病历对象进行病毒检测的操作。如果电子病历对象感染病毒，则可能遭到破坏或不能正常读取，导致可能无法浏览或浏览存在瑕疵，影响其真实性。因此，病毒检测需按保存政策规定实施，否则，在该检测点上产生风险。检测点子元素包括：病毒检测事件标识符、病毒检测事件关联电子病历对象标识符、病毒检测事件关联行为主体标识符、病毒检测事件执行日期、病毒检测事件执行结果信息。

检测项目：检测点的检测项目与前文"保存事件方面的可用性风险检测点"中的检测点"病毒检测"的检测项目相同。

（三）保存政策方面的真实性风险检测点

保存系统设置的一些用于真实性风险型元数据的检测基准，不直接用于风险检测，而是为相关风险检测点的检测提供依据。保存政策方面的真实性风险检测点分为两类：一是保存系统对保存事件实施规则的描述信息，有保存介质刷新的频率（用于"介质刷新"事件）、病毒检测周期（用于"病毒检测"事件）等；二是保存系统对电子病历对象方面的真实性判断指标的描述，只有存储介质的使用寿命（用于"存储介质"）。

（四）行为主体方面的真实性风险检测点

行为主体方面的真实性风险检测点用于描述使电子病历对象产生真实性风险的保存事件的执行者特征和属性信息。该类检测点不直接用于电子病历对象的真实性风险检测，而是为保存事件方面的真实性风险检测点的检测提供依据。保存事件方面的真实性风险检测点有两个，它们的执行者都是软件。该类检测点可用于识别真实性风险保存事件"介质刷新"和"病毒检测"的实施者。检测点子元素包括：软件标识符、软件名称、软件版本、关联保存事件标识符。

二、检测试验

（一）检测流程图

基于单风险检测算法，根据真实性风险检测点的各个检测项目，设计电子病历真实性风险检测的流程图，如图 5-16 所示。

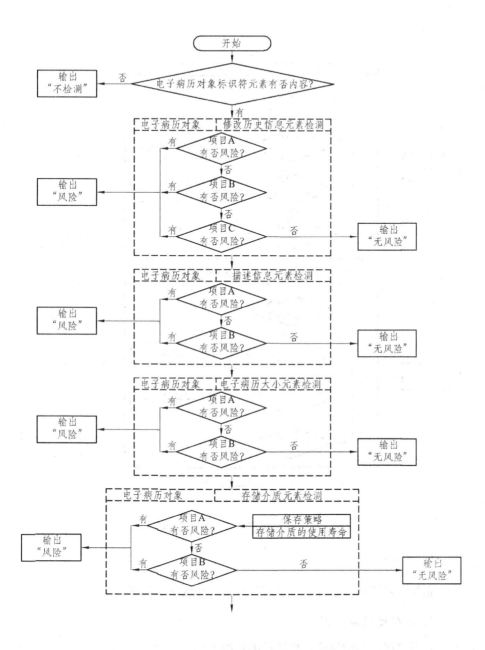

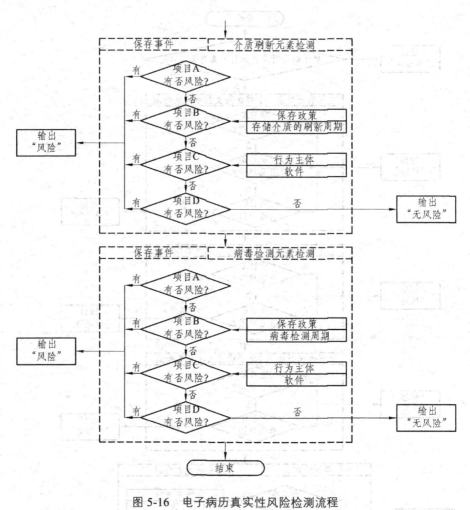

图 5-16　电子病历真实性风险检测流程

（二）检测结果

根据检测样本的特征，可以进行以下三种维度的检测。

1. 单维度风险检测

执行单维度检测算法，检测结果见图 5-17。

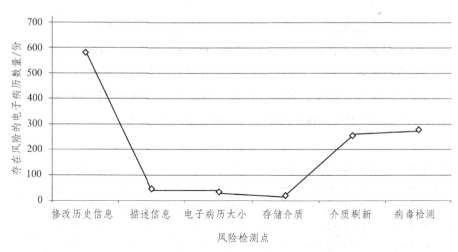

图 5-17　电子病历真实性单维度风险检测结果

从图 5-17 中可以看出，风险值较高的风险检测点为：修改历史信息、介质刷新事件、病毒检测事件。

2. 二维度风险检测

（1）执行{时间区间，风险检测点}二维度风险检测算法，将电子病历对象的特征维度设置为"时间区间"，检测结果见图 5-18。

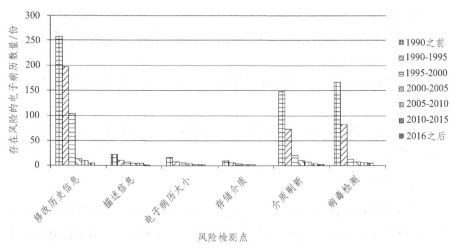

图 5-18　电子病历真实性{时间区间，风险检测点}二维度风险检测结果

根据图 5-18 检测结果的可视化图可以看出，产生风险的主要检测点有：

① 修改历史信息，主要出现在 2000 年之前的电子病历中。

② 介质刷新事件，主要出现在 1995 年之前的电子病历中。

③ 病毒检测事件，主要出现在 1995 年之前的电子病历中。

（2）执行{科室类型，风险检测点}二维度风险检测算法，将电子病历对象的特征维度设置为"科室类型"，检测结果见图 5-19。

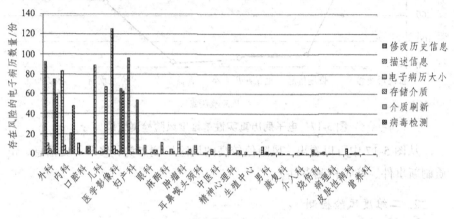

图 5-19　电子病历真实性{科室类型，风险检测点}二维度风险检测结果

根据图 5-19 检测结果的可视化图可以看出，产生风险的主要检测点有：

① 修改历史信息，主要出现在外科、内科、儿科、医学影像科和妇产科等科室的电子病历中。

② 介质刷新事件，主要出现在外科、医学影像科和妇产科等科室的电子病历中。

③ 病毒检测事件，主要出现在外科、内科、儿科和医学影像科等科室的电子病历中。

3. 三维度风险检测

执行{时间区间，科室类型，风险检测点}三维度风险检测算法，将电子病历对象的特征维度设置为"时间区间"和"科室类型"，由于检测结果的可视化图过大，将其分解为四部分，见图 5-20。

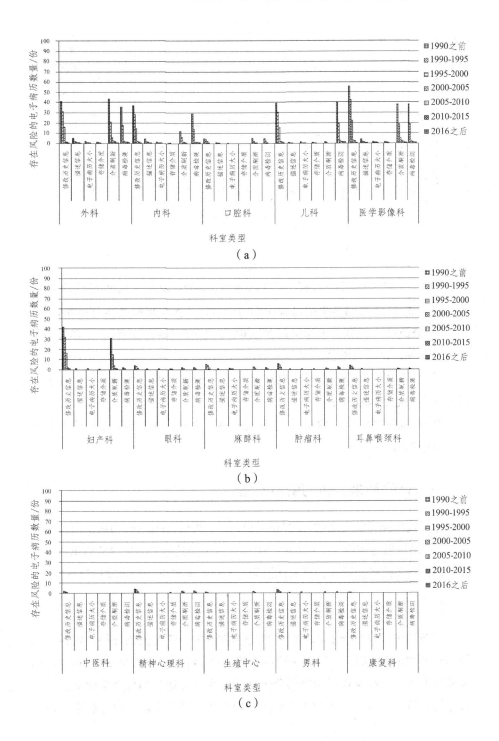

（a）

（b）

（c）

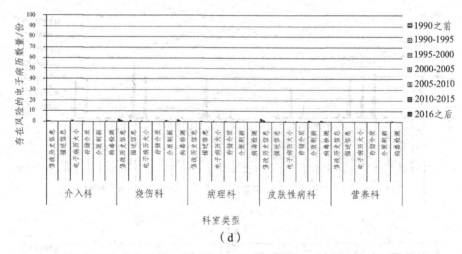

图 5-20　电子病历真实性{时间区间，科室类型，风险检测点}三维度风险检测结果

　　根据图 5-20 检测结果的可视化图可以看出，产生风险的主要检测点有：

　　① 修改历史信息，主要出现在 2000 年之前的外科、内科、儿科、医学影像科和妇产科等科室的电子病历中；

　　② 介质刷新事件，主要出现在 1995 年之前的外科、医学影像科和妇产科等科室的电子病历中；

　　③ 病毒检测事件，1995 年之前的外科、内科、儿科和医学影像科等科室的电子病历中。

三、试验结果分析与防范对策

　　电子病历保存的真实性风险检测结果受检测维度的影响，检测维度设置得越多，检测结果越准确，检测出的产生真实性风险的电子病历对象的集合更具体。根据前文的检测结果，真实性风险主要存在于以下三个风险检测点。

（一）修改历史信息

　　修改历史信息检测点的风险主要分布在 2000 年之前的外科、内科、儿科、医学影像科和妇产科等科室的电子病历中。可能的原因是 2000 年之前的大部分电子病历都是通过数字转化形成的，大部分通过扫描直接生成图片进行存储，检索途径大都需要人工设置且没有统一的检索途径设置标准，还有一些老旧的电子病历仅给予标引，不设置检索途径。上述五个科室在早期就已经是医院的主要科室，患者数量相对其他科室巨大，产生了大量的纸质病历，在对其进行数字化处理的过程中出现纰漏的概率也远大于其他科室，进一步造成了该检测点风险值的提高。降低和规避该风险的方法是对这几个科室的电子病历对象进行集中筛查，核实并补充标引内容，必要时可以增加合适的检索途径。

（二）介质刷新事件

介质刷新事件检测点的风险主要分布在 1995 年之前的外科、医学影像科和妇产科的电子病历中。可能的原因是 1995 年之前的大部分电子病历都是扫描生成，这三个科室，特别是医学影像科，其产生的电子病历大都是以图片或者影像的形式进行存储，受限于早期的技术，大部分电子病历质量较差，且对其外观特征的描述依赖人工完成，随着技术的发展，使用目前的浏览设备可能无法完好呈现这部分电子病历。降低和规避该风险的方法是核查在该检测点检测出风险的电子病历，核实标引结果，使标引结果与电子病历对象的实际情况相一致。

（三）病毒检测事件

该检测点的风险主要分布在 1995 年之前的外科、内科、儿科和医学影像科等科室的电子病历中。可能的原因是医院普遍对老旧电子病历的重视程度不够高，上述几个科室又是医院的主要科室，产生大量的电子病历，可能对 1995 年之前的老旧电子病历没有执行周期性的病毒检测。降低和规避该风险的方法是完善电子病历保存政策，各科室要严格按照保存政策执行病毒检测事件。

第六节　风险检测试验总结

根据前文设计的电子病历风险识别模型，绘制风险检测的逻辑流程图，编写代码，在此基础上编制检测程序，以河南省 Z 医院为例，对其长期保存的电子病历分别从可用性、可呈现性、持续完整性和真实性等几个方面进行抽样试验。

从试验结果可以看出，针对该医疗机构所长期保存的电子病历，2000年之前，特别是1995年之前的电子病历，存在风险的可能性最大。原因是我国电子病历的发展起步较晚。2010年3月4日，卫生部印发《电子病历基本规范（试行）》的通知；2011年1月4日，卫生部印发《电子病历系统功能规范（试行）》的通知。在此之前的电子病历大多是以纸质病历、质量不高的图片和影像病历为主，通过手工转录和直接扫描的方法对其进行电子化处理，受限于原始病历的质量和当时的数字化技术水平，这部分电子病历出现风险的概率较大。在此时间范围内，尤以外科、内科、儿科、妇科和医学影像科所生成的电子病历出现风险的概率最大。可能的原因是，这几个科室一直是各医疗机构中规模较大的科室，门诊量较高，产生病历的数量也较高，同样受限于原始病历的质量和早期的数字化技术水平，巨大的数字化工作量无疑增加了产生风险的概率。

通过风险检测试验，可以检测出哪件电子病历在哪个检测点出现了风险，医疗机构可以有针对性地对其进行完善处理。比如，针对缺少检索途径的电子病历，可以人工为其添加合适的检索途径；针对存储介质过期或受损的电子病历，可以及时对其实施介质刷新处理；针对缺少病毒检测的电子病历，可以完善保存策略，定期对其进行病毒检测并监督实施。

电子病历风险检测试验的精确性和检测维度的设置有很大的关系，维度越多，检测出的风险也就越精确、越具体。本书从时间和科室两个维度进行风险检测，精确性有待提高，在后续的研究中会根据电子病历的特征析出更多的维度对其进行检测，以提高风险检测的精确性，使风险处理更具有针对性。

第七节　本章小结

通过第三章的电子病历风险识别研究，对通过风险调查识别出的风险进行了分类，将其划分为管理层面的风险和技术层面的风险。其中技术层面的风险共计四种，分别是：电子病历的可用性风险、电子病历的可识别性风险、电子病历的持续完整性风险和电子病历的真实性风险。本章从微观角度，根据电子病历风险识别模型中的各个风险项和每个风险项中所有风险点的含义，结合实际的电子病历特点和与电子病历相关的元数据，从全面风险管理理论的四个方面设置电子病历的风险检测点。然后选择河南省 Z 医院进行了电子病历样本采集，设计风险检测流程，编制代码，对其进行风险检测。通过风险检测，可以检测出电子病历具体的风险点，可以有针对性地提出风险防范对策。

PART SIX

第六章

研究总结与展望

经过前五章的论述，本书首先对医疗机构电子病历长期保存过程中的风险进行识别研究，并对识别出的风险按特征进行风险类型划分（管理层面的风险和技术层面的风险）。其次对这两类风险分别进行研究：针对管理层面的风险从宏观角度进行了风险分析，提出了对应的防范建议；针对技术层面的风险从微观角度设计了风险检测方法，并实施检测，最终检测出具体的风险点，提出了具有针对性的防范建议。本章将对前文的论述进行总结，并对本书的不足之处做出说明，最后对未来的进一步研究做出展望。

第一节　研究总结

我国目前正处于不断深化医药卫生体制改革的重要阶段。其中，建立实用共享的医药卫生信息系统和大力推进医药卫生信息化建设作为改革的重要内容，要求以推进公共卫生、医疗、医保、药品、财务监管信息化建设为着力点，整合资源，加强信息标准化和公共服务信息平台建设，逐步实现统一高效、互联互通。对于我国的医疗机构，加快医疗卫生信息系统建设的主要途径包括：完善以疾病控制网络为主体的公共卫生信息系统，提高预测预警和分析报告能力；以建立居民健康档案为重点，构建乡村和社区卫生信息网络平台；以医院管理和电子病历为重点，推进医院信息化建设；利用网络信息技术，促进城市医院与社区卫生服务机构的合作。

在这样的大背景下，本书聚焦医疗机构长期保存的电子病历，对其进行风险防范研究。我国的电子病历发展时间尚短，各方面还不成熟，在各方面存在着诸多问题，因此本书构建了电子病历的风险识别模型，在此基础上设计了电子病历的风险调查问卷，通过实施风险调查归纳总结了医疗机构在长期保存电子病历过程中存在的问题以及可能出现的风险，根据不同风险的特征将其划分为管理层面的风险和技术层面的风险。本书针对管理层面的风险，进行宏观的分析并提出对策建议；针对技术层面的风险，设计风险检测模型，从微观方面对电子病历进行风险检测，找出具体的风险点，指导进一步的风险处理和风险防范。需要说明的是，针对技术层面的风险，检测出具体的风险点，对其进行风险防范就较为简单直接，如：实施电子病历长期保存的可用性风险检测，检测出在风险检测点"介质刷新事件"上出现风险，只需对检测出的电子病历进行核查，针对已经无法浏览的电子病历，找到其原始纸质病历，重新进行数字化，同时，医疗机构要制定并严格执行保存政策中的保存介质刷新周期。

第二节　不足之处与未来展望

在本书的研究过程中，仍然存在以下几处不足：

首先，本书通过构建电子病历风险识别模型及相关理论，提出假设，设计问卷，实施问卷调查。在对风险调查结果进行分析的过程中，进行了信度分析、效度分析及相关性分析，得出了相关假设均初步成立的结论。由于该部分内容作为电子病历风险识别中风险调查的一部分，仅用于分析调查问卷中各题项设置的合理性，并不是本书研究的核心内容，相关性分析的结果已具有较高的说服力，因此并未进一步进行回归分析。在未来的研究中，如果由于这部分内容的缺失造成相关研究的不准确性，将会进一步完善该部分内容。

其次，本书的调查数据仅来自河南省内的一些医疗机构，而河南省的医疗事业发展水平在全国并不靠前，仅分析河南省的数据得出的结论并不能说明全国范围内的电子病历风险问题。希望本书的研究角度能够引起更多学界同仁的关注，共同为社会医疗机构中电子病历的发展，奉献出更多的研究成果，以促进我国的医疗信息化建设。

再次，由于本书的重点是通过构建风险检测模型对电子病历实施检测，找出具体的风险点，为风险的处理和防范提供依据，因此，对电子病历管理层面的风险仅从宏观方面进行风险分析并提出简单的对策建议。

最后，作为本书的重点与创新点，通过设计电子病历风险识别模型，构建电子病历风险型元数据方案，并在两者基础上设计电子病历风险检测模型；通过编写、运行程序实现对医疗机构中电子病历的检测，利用检测出的具体风险点帮助医疗机构对长期保存的电子病历进行风险处理与防范。这在电子病历风险研究方面可以说是一次新的尝试，但也存在一些不足，如电子病历风险检测点设置的科学合理性还有待进一步完善；电子病历风险检测维度不够，导致检测的结果在精确度上有所欠缺；本书仅从单风险角度进行电子病历的风险检测试验，在今后的研究中如果在单风险检测的基础上实现全风险检测，将会大大提高风险检测的效率与精确度。

希望这项研究能够在学界起到抛砖引玉的作用，能够有更多的学者来研究电子病历及其风险问题。在今后的研究中，作者也将会在本书的基础上，进一步完善对医疗机构中电子病历的风险研究，期盼该研究能为我国医疗机构的管理与发展有所帮助。

附　录

电子病历长期保存的风险调查问卷

尊敬的先生/女士：

您好！非常感谢您能抽出宝贵的时间填写这份调查问卷，本问卷是对医疗机构中电子病历在使用管理过程中可能出现的风险进行调查，调查结果仅用于研究分析，所有的内容和资料将予以保密，绝不用作他用。非常感谢您的合作与支持，祝您生活愉快！

调查问卷

为了确保您填写问卷的准确性，特对以下概念作相关说明：

1. 电子病历的可用性：电子病历的可用性是指电子病历能够长期有效地被使用。

2. 电子病历的可识别性：电子病历的可识别性是指能够将电子病历与其他电子病历区分开来，并能完整呈现该电子病历的属性。

3. 电子病历的持续完整性：电子病历的持续完整性是指构成一个电子病历的比特流持续存在且没有被破坏，并处于可使用、可被操作的状态。

4. 电子病历的真实性：电子病历的真实性是指电子病历保存系统中的电子病历无论是以比特流的方式进行存储，还是以用户可以阅读的方式进行展现，都应该是被收录到保存系统之前的原始电子病历等资料的替代品。

第一部分：基本信息

根据贵单位和自己的实际情况，在"□"中画"√"。

1. 贵单位的医院类型为：

□ 综合型医院　　□ 专科型医院

2. 贵单位的医院性质：

□ 非营利公办　　□ 营利性民办

3. 贵单位的医院等级为:

□ 三级特等　　□ 三级甲等　　□ 三级乙等　　□ 三级丙等

□ 二级甲等　　□ 二级乙等　　□ 二级丙等

□ 一级甲等　　□ 一级乙等　　□ 一级丙等

4. 您的工作年限:

□ 1~3 年　　□ 3~5 年　　□ 5~10 年　　□ 10 年以上

第二部分:问卷主体

本问卷选用李克特 5 级量表进行变量度量,其中 1 表示"绝不同意", 2 表示"不同意",3 表示"同意",4 表示"较为同意",5 表示"非常同意"。

1. 该问题用于测量电子病历的可用性风险,请您根据自己以及贵单位的实际情况,在适当的位置上画"√"。

	电子病历的可用性风险因素	分值				
电子病历的质量	电子病历的质量退化到技术无法恢复的程度会造成可用性风险	1	2	3	4	5
	电子病历的存储介质质量不合格会造成可用性风险	1	2	3	4	5
	电子病历的数字化转换质量不合格会造成可用性风险	1	2	3	4	5
	缺少完善的电子病历质量控制体系会造成可用性风险	1	2	3	4	5
电子病历操作	缺少周期性的病毒检测会造成可用性风险	1	2	3	4	5
	缺少周期性的介质刷新会造成可用性风险	1	2	3	4	5
	缺少定期的数字迁移会造成可用性风险	1	2	3	4	5
	缺少相关操作的专业性培训会造成可用性风险	1	2	3	4	5

2. 该问题用于测量电子病历的可识别性风险,请您根据自己以及贵单位的实际情况,在适当的位置上画"√"。

	电子病历的可识别性风险因素	分值				
电子病历的元数据质量	保存系统缺少电子病历的元数据会造成可识别性风险	1	2	3	4	5
	保存系统保存的电子病历元数据被破坏会造成可识别性风险	1	2	3	4	5
	缺少专业的元数据维护人员会造成可识别性风险	1	2	3	4	5
	用户缺乏电子病历元数据相关知识会造成可识别性风险	1	2	3	4	5
保存系统软硬件环境	保存系统没有合适的软硬件会给可识别性造成风险	1	2	3	4	5
	缺少运行软硬件的操作系统和相应的驱动会给可识别性造成风险	1	2	3	4	5
	保存系统的软硬件被破坏(如病毒攻击)会给可识别性造成风险	1	2	3	4	5
	缺少保存系统相关的软硬件知识培训会给可识别性造成风险	1	2	3	4	5

3. 该问题用于测量电子病历的持续完整性风险,请您根据自己以及贵单位的实际情况,在适当的位置上画"√"。

	电子病历的持续完整性风险因素	分值				
电子病历的存储介质	存储介质过时或过期导致的失效会给持续完整性造成风险	1	2	3	4	5
	浏览电子病历存储介质所需的设备无法获取会给持续完整性造成风险	1	2	3	4	5
	存储介质被破坏(如有意破坏、被盗、计算机病毒)会给持续完整性造成风险	1	2	3	4	5
	缺少定期的存储介质刷新会给持续完整性造成风险	1	2	3	4	5
电子病历的操作	针对电子病历的不合理或过失操作会给持续完整性造成风险	1	2	3	4	5
	在未授权的情况下对电子病历进行操作会给持续完整性造成风险	1	2	3	4	5
	缺少病毒检测、介质刷新、数字迁移等操作工作的方针政策会给持续完整性造成风险	1	2	3	4	5
	缺少相关操作培训会给持续完整性造成风险	1	2	3	4	5

4. 该问题用于测量<u>电子病历的真实性风险</u>,请您根据自己以及贵单位的实际情况,在适当的位置上画"√"。

	电子病历的真实性风险因素	分值				
电子病历的管理流程	在未授权的情况下对电子病历进行修改会给真实性造成风险	1	2	3	4	5
	未对电子病历的修改进行记录会给真实性造成风险	1	2	3	4	5
	缺少定期的病毒检测会给真实性造成风险	1	2	3	4	5
	缺少专门的电子病历管理组织会给真实性造成风险	1	2	3	4	5
电子病历的保存政策	缺少专门的电子病历记录规范会给真实性造成风险	1	2	3	4	5
	缺乏健全的电子病历使用方面的制度和规程会给真实性造成风险	1	2	3	4	5
	缺少明确的保存活动(包括病毒检测、介质刷新、数字迁移等)的方针政策会给真实性造成风险	1	2	3	4	5
	缺少对电子病历相关保存政策的执行监督会给真实性造成风险	1	2	3	4	5

问卷到此结束,再次感谢您的配合!